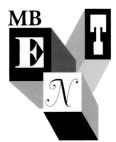

編集企画にあたって……

　医学の進歩は目覚ましく，10〜20年前と現在では日々の診療も大きく変わっている．毎日，診療しているとその変化に気づきにくいが，20年前を考えると大きく変わっていることに驚く．私が専門の頭頸部癌についていくつか例をあげると，昔はがんであることを告知しないで抗がん薬治療を行うこともあった．夫婦で扁桃癌になった患者さんの主治医になったときに，「なんででしょうね？」と問われたが答えられなかった．今から考えるとHPV関連中咽頭癌であったのだろう．また，学会で咽喉頭の表在癌の発表をした先生が大御所の先生に「そんなのは自然にはがれてなくなるんだ，余計なものを見つけなくてよい」と叱られていた，などなど．今から考えると笑い話のようだが，いずれも実際の話である．そこで今回は，テーマを「私の新しい耳鼻咽喉科診療スタンダード―10〜20年前とどう変わったか―」とし，以前と大きく変わった疾患，診断，治療などについて取り上げさせていただいた．

　インフォームド・コンセント(IC)に関するあり方は，医療安全の観点から大きく変化してきている．ICの変遷と，現代のICはどう行うのが良いかを中心に解説していただいた．

　遺伝性難聴，痙攣性発声障害，HPV関連中咽頭癌，早期咽喉頭癌，IgG4関連疾患は，20年前には疾患概念自体がなかったり，診断が困難であった疾患である．これらは，今は一般的な疾患として認知され，診断も比較的容易にできるようになり，もはや知っておかなければならない疾患となっている．

　耳鳴，前庭疾患，睡眠時無呼吸障害は，疾患自体は新しくはないものの，検査，治療はこの20年で飛躍的に進歩している．また，内視鏡耳科手術，鼻内視鏡手術，咽喉頭癌に対する経口切除術は，内視鏡，手術機器の進歩で手術自体のコンセプトが大きく変わり，新たな手術法として確立されている．

　この20年で大きく進歩した耳鼻咽喉科頭頸部外科領域について新進気鋭の先生方に執筆していただいた．本号を読めば，最近の進歩を知ることができる内容となっている．このようなテーマを取り上げる機会を与えていただいた編集主幹の先生方，執筆していただいた先生方に心から感謝申し上げるとともに，ぜひ，多くの読者に読んでいただければ幸いである．

2020年3月

本間明宏

KEY WORDS INDEX

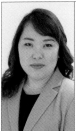
伊藤 妙子
（いとう たえこ）
2009年	奈良県立医科大学卒業 同大学附属病院，臨床研修医
2011年	同大学耳鼻咽喉・頭頸部外科入局
2015年	同大学大学院医学研究科入学
2019年	同大学院修了

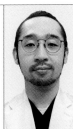
小林 徹郎
（こばやし てつろう）
2008年	近畿大学卒業
2010年	福島県立医科大学耳鼻咽喉科入局
2011年	一般財団法人太田西ノ内病院耳鼻咽喉科
2013年	天理よろづ相談所病院耳鼻咽喉科
2017年	福島県立医科大学耳鼻咽喉科，助手
2019年	同，外来長

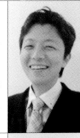
南 修司郎
（みなみ しゅうじろう）
2001年	慶應義塾大学卒業 同大学耳鼻咽喉科入局
2002年	米国ミシガン大学クレスギ聴覚研究所研究員
2005年	慶應義塾大学医学部大学院修了（医学博士取得） 済生会宇都宮病院耳鼻咽喉科
2007年	静岡赤十字病院耳鼻咽喉科
2008年	国立成育医療センター第二専門診療部耳鼻咽喉科
2009年	慶應義塾大学医学部，助教
2010年	NHO東京医療センター耳鼻咽喉科
2015年	同，医長

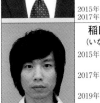
伊藤 吏
（いとう つかさ）
1996年	山形大学卒業 同大学耳鼻咽喉科入局
2002年	同大学大学院修了 同大学耳鼻咽喉科，助手
2007～08年	スイス，チューリヒ大学留学
2013年	山形市立病院済生館耳鼻咽喉科，科長
2014年	山形大学耳鼻咽喉科，助教
2015年	同，講師
2017年	同，准教授

杉山 庸一郎
（すぎやま よういちろう）
2001年	京都府立医科大学卒業 同大学耳鼻咽喉科入局
2006年	同大学大学院医学研究科入学
2010年	同科，修了 米国ピッツバーグ大学
2012年	京都府立医科大学耳鼻咽喉科
2015年	同大学医学部，助教
2017年	同，学内講師

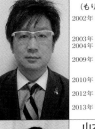
宮本 康裕
（みやもと やすひろ）
1996年	聖マリアンナ医科大学卒業 同大学耳鼻咽喉科学教室入局
1998年	済生会川口総合病院耳鼻咽喉科
2001年	秦野赤十字病院耳鼻咽喉科
2003年	聖マリアンナ医科大学横浜市西部病院，医長
2005年	共立蒲原総合病院耳鼻咽喉科，部長
2007年	聖マリアンナ医科大学病院耳鼻咽喉科，医長
2009年	同，主任医長
2012年	同大学病院耳鼻咽喉科，副部長
2013年	同大学病院夜間急患センター，副センター長（兼任）

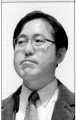
稲田 紘也
（いなだ ひろや）
2015年	藤田保健衛生大学（現，藤田医科大学）卒業
2017年	同大学ばんたね病院耳鼻咽喉科，助手
2019年	同，助手

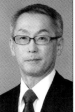
田中 秀峰
（たなか しゅうほう）
2000年	筑波大学医学専門学群卒業 同大学耳鼻咽喉科入局
2001年	国立霞ヶ浦病院耳鼻咽喉科
2003年	筑波大学附属病院耳鼻咽喉科
2004年	同大学大学院博士課程人間総合科学研究科研究生
2005年	水戸協同病院耳鼻咽喉科
2007年	筑波大学附属病院耳鼻咽喉科
2009年	筑波学園病院耳鼻咽喉科
2010年	博士（医学）取得
2012年	筑波大学医学医療系，講師（耳鼻咽喉科・頭頸部外科）

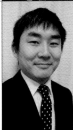
森 照茂
（もり てるしげ）
2002年	香川医科大学卒業 同大学医学部附属病院耳鼻咽喉科入局
2003年	坂出市立病院
2004年	大阪赤十字病院耳鼻咽喉科・気管食道科
2009年	香川大学医学部附属病院耳鼻咽喉科・頭頸部外科
2010年	NTT西日本大阪病院耳鼻咽喉科
2012年	香川大学医学研究院，助教
2013年	同大学自然生命科学系，助教

北尻 真一郎
（きたじり しんいちろう）
1996年	岡山大学卒業
2005年	京都大学大学院修了
2005年	米国NIDCD/NIH留学
2009年	京都大学，助教
2017年	信州大学，講師

本間 明宏
（ほんま あきひろ）
1989年	北海道大学卒業 同大学耳鼻咽喉科入局
1999年	同大学耳鼻咽喉科・頭頸部外科，助手
2007年	同大学病院，講師
2010年	同大学耳鼻咽喉科・頭頸部外科，准教授
2017年	同，教授

山本 圭佑
（やまもと けいすけ）
2010年	札幌医科大学卒業
2012年	同大学耳鼻咽喉科入局 市立函館病院耳鼻咽喉科
2016年	札幌医科大学医学研究科博士課程修了
2017年	同大学附属病院耳鼻咽喉科，助教

CONTENTS

私の新しい耳鼻咽喉科診療スタンダード
―10〜20年前とどう変わったか―

編集企画／本間明宏
北海道大学教授

Monthly Book ENTONI　No. 245/2020. 5　目次

編集主幹／市川銀一郎　　小林俊光

【ENTONI®（エントーニ）】
ENTONI とは「ENT」（英語の ear, nose and throat：耳鼻咽喉科）にイタリア語の接尾辞 ONE の複数形を表す ONI をつけ，耳鼻咽喉科領域を専門とする人々を示す造語．

Monthly Book

ENT○NI
エントーニ

No. 244

最新増刊号!

2020年4月増刊号

耳鼻咽喉科の
問診のポイント
―どこまで診断に近づけるか―

■ 編集企画　羽藤直人(愛媛大学教授)
152頁, 定価(本体価格 5,400 円+税)

外来診療にて効率的に正確に診断できるような問診のポイント, また問診の大切さを再認識すべき代表的な18疾患について経験豊富なスペシャリストにより問診術を伝授!

☆ CONTENTS ☆

 全日本病院出版会　〒113-0033 東京都文京区本郷 3-16-4　Tel:03-5689-5989
www.zenniti.com　Fax:03-5689-8030

MB ENT, 245：1-6, 2020

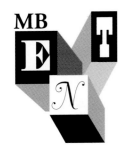

◆特集・私の新しい耳鼻咽喉科診療スタンダード—10〜20年前とどう変わったか—

インフォームド・コンセントに関するあり方の変遷

宮本康裕*

Abstract インフォームド・コンセント(informed consent：以下，IC)とは，「医師と患者との十分な情報を得たうえでの合意」を意味する概念であり，医療行為を受ける患者が，治療などの内容についてよく説明を受け十分理解したうえで，自らの自由意思に基づいて医療従事者と方針において合意することである．IC における合意は単なる同意だけではなく，十分な説明を受けたうえで拒否することも含まれている．

国内の診療行為における IC は，1990 年に「説明と同意」と表現された．その後，様々な変遷を経て 2007 年の医療法改正で，「医療の担い手は，医療を提供するにあたり，適切な説明を行い，医療を受ける者の理解を得るよう努めなければならない」という条項が追加された．

IC の誕生から今までの経緯を振り返るとともに，日本独自の IC の変遷を知り，今後どのようにしていくべきかを考える．

Key words インフォームド・コンセント(informed consent)，医療法改正，ヒポクラテスの誓い(the Hippocratic oath)，ニュルンベルク綱領(Nuremberg Code)，リスボン宣言(declaration of Lisbon on the rights of the patient)

インフォームド・コンセント(informed consent：以下，IC)とは，「医師と患者との十分な情報を得たうえでの合意」を意味する概念であり，医療行為を受ける患者が，治療などの内容についてよく説明を受け十分理解したうえで，自らの自由意思に基づいて医療従事者と方針において合意することである．IC における合意は単なる同意だけではなく，十分な説明を受けたうえで拒否することも含まれている．日本医師会生命倫理懇談会は 1990 年に「説明と同意」と表現し，患者の自己決定権を保障するシステムあるいは一連のプロセスであると説明している[1]．1997 年に医療法が改正され「説明と同意」を行う義務が，初めて法律として明文化された．そして，2007 年に医療法第 1 条の 4 の第 2 項に，「医師，歯科医師，薬剤師，看護師その他の医療の担い手は，本法の医療提供

の理念に基づき，医療を受けるものに対し，良質かつ適切な医療を行うように努めなければならない．そして医療を提供するにあたり，適切な説明を行い，医療を受ける者の理解を得るよう努めなければならない」という条項が追加された．

IC は，現在において広く浸透し普及しているが，その誕生の歴史的背景を振り返るとともに，アメリカやヨーロッパ諸国と我が国における IC の違いや，現在に至るまでの変遷を振り返りながら，IC とはどうあるべきなのかを実際の判例なども検討しながら医療安全の観点から述べていきたい．ただし本稿では，IC が困難な未成年患者，意思疎通ができない患者，精神疾患患者，救急患者などについては触れていないので了承いただきたい．

---

* Miyamoto Yasuhiro，〒216-8511 神奈川県川崎市宮前区菅生 2-16-1 聖マリアンナ医科大学病院 耳鼻咽喉科，副部長／同大学病院夜間急患センター，副センター長(兼任)

IC の歴史的背景

第二次世界大戦以前は，医療従事者が患者のために医療を行うという「誓い」いわゆる「ヒポクラテスの誓い」を立てることにより守られていた．その後，1796 年に Edward Jenner の種痘法により天然痘予防のエビデンスが示され，Louis Pasteur による低温殺菌法や 1885 年に狂犬病ワクチンの予防接種という方法が開発された．しかしその一方で，臨床医学研究に実験的方法が次第に用いられるようになった．その後，Joseph Lister による外科手術における消毒法の開発や，麻酔法の開発などに続き，Heinrich Hermann Robert Koch により細菌が同定され，医療技術は急速に発展していくこととなる．

研究の倫理規範として最も古いものとしては，新しい治療の試みについて同僚への相談の必要性を述べたパーシバルの綱領(1803 年)や非治療的な研究における自発的同意の必要性を述べたバーモントの綱領(1833 年)があり，これらを倫理審査と IC の起源と見なせないこともないが，大きく普及はしなかった．その後，Claude Bernard が 1865 年に著した『実験医学序説』に「たとえその結果が科学にとって極めて有益，すなわち人々の健康に役立つことであっても，被験者にとって害にしかならない実験は決して行ってはならない」と記しており，ヒポクラテスの「無加害の原則」が研究者としての医師の倫理へと拡大したことを示している．

また，ナイセル事件(梅毒ワクチンの研究で健康な子どもや売春婦を梅毒に感染させたもの)を契機に，1900 年にドイツ国内において，プロシア帝国宗教・文部・医学省令「すべての大学病院，集合診療所，病院の施設長への指示」が発令された．この政令では同意を得ずに診療目的以外の医学的介入を行うことを禁じている[2]．

しかしながら，第二次世界大戦後に非人道的な医学実験が行われていたこと(主にナチスドイツによる人体実験)が明らかとなり，その反省とし

て 1947 年に 10 ヶ条からなる「ニュルンベルク綱領」が採択され，その第 1 条で『人を対象とする医学的研究を行う場合には，その被験者の自発的同意が絶対に必要である』ことが明確にされた．それを契機に同年世界医師会が結成され，翌 1948 年に世界医師会は，ジュネーブ宣言でヒポクラテスの誓いの再確認を行い，1964 年にヘルシンキ宣言でヒポクラテスの誓いでは触れられていなかった臨床研究に携わる医師に対する勧告が行われた．「個人の尊重」と「個人の自己決定権」が基盤となっており，そこから 1981 年のリスボンで IC の概念が宣言され今日に至っている．

日本における IC の歴史

1．日本における IC の誕生

我が国において IC の概念は 1980 年代半ば頃に導入された．しかし，導入されたのは診療行為に関するものに限られ，医学研究における被験者の自己決定権を意味するものではなかった．1989 年に初めて「医薬品の臨床試験の実施に関する基準」(いわゆる旧 GCP)が作られ，その後 1997 年に法規制され「医薬品の臨床試験の実施の基準に関する省令」(GCP 省令)が作られ現在に至っている．

診療行為については，日本医師会生命倫理懇談会は 1990 年に「説明と同意」と表現し，患者の自己決定権を保障するシステムあるいは一連のプロセスであると説明している[1]．しかし，IC を「説明と同意」と表現したのは，アメリカと日本において IC の概念が異なることによる．そもそも IC は，患者の「自己決定権」の存在を前提として，医療過誤が証明できないときに医師の民事責任を追及するためにアメリカで誕生した法理論であり，日本に導入するにあたり日本独自のものとしてまとめられたものである[3]．よって，日本医師会の理事は IC という言葉をそのまま用いるべきではないと発言している．医療制度や国民性の違いもあり，IC をそのまま使用すると医療不信や訴訟の増加が問題になると考えられたからである．そこで厚生省は，1993 年に「インフォームド・コ

ンセントのあり方に関する検討会」を設置し，IC
の法制化は医療従事者と患者の信頼関係を損なう
恐れがあるとして否定的な見解を出し，用語につ
いては強い訳語を作らないで「インフォームド・
コンセント」とカタカナで表記する内容の報告書
を提出した．その報告書の内容はおおよそ下記の
とおりである[4]．

①IC に強いて訳語をあてるのは適切でない．

②IC は医療に制約を加える原理とすべきでは
ない．日本においては，アメリカのように医師と
患者とを対立関係にあるものと考えるべきではな
く，IC も患者と医療者が共同してより良い医療環
境を築くための理念として理解すべきである．

③IC の実践は推進されるべきではあり，医師
の説明義務違反に法的責任を認めた判例もあるこ
とは理解できる．しかし，これを法律の中に明文
で規定することは，IC を画一化・形式化し，医師
の責任回避のための道具とし，医師・患者の信頼
関係を破壊することにもなりかねない．

その後，様々な変遷を経て，2007 年に医療法が
改正され，第 1 条の 4 の第 2 項に，「医師，歯科医
師，薬剤師，看護師その他の医療の担い手は，本
法の医療提供の理念に基づき，医療を受けるもの
に対し，良質かつ適切な医療を行うように努めな
ければならない．そして医療を提供するにあた
り，適切な説明を行い，医療を受ける者の理解を
得るよう努めなければならない」という条項が追
加された．この条文は現在も変わっておらず，今
では IC はその略語も含め広く浸透している．

2．IC とムンテラ

そう遠くない昔，医療の現場において医師が患
者に対して行う説明は「ムンテラ」と呼ばれてい
た．若い医療者にはあまり聞きなれない言葉かも
しれないが，ごく普通に広く用いられていた．そ
れが，いつしか IC という言葉が使われるように
なり，ムンテラが IC という言葉に変わったと
誤った認識がされていた時もあったのではないか
と思われる．ムンテラは，ドイツ語の mundthera-
pie（そのまま直訳すると口の治療）に由来すると

言われており，欧米での"patient education"に
近い意味合いではないかと思われる．昔は，患者
側に医学的な知識はなく，また医師側も治療の選
択肢が限られており，医師が治療方針を決定する
とそれを患者に伝え，患者は医師にすべてを任
せ，医師もそれを当然として治療にあたってい
た．今でいう paternalism model（父権主義モデ
ル）の形を取ることが多かったように思われる．

それは，日本人の国民性も大きく関係している
と考えられる．儒教の影響もあり，我が国には「医
は仁術なり」という，とくに江戸時代に用いられ
た思想がある．貝原益軒の『養生訓』に「医は仁
術なり．仁愛の心を本とし，人を救うを以て志と
すべし．わが身の利養を専ら志すべからず．天地
のうみそだて給える人をすくいたすけ，萬民の生
死をつかさどる術なれば，医を民の司命という，
きわめて大事の職分なり」という言葉や，中津藩
藩医であった大江雲澤の「医は仁ならざるの術，
務めて仁をなさんと欲す」という言葉がある．そ
の思想的基盤は平安時代まで遡ることができ，西
洋近代医学を取り入れた後も，長く日本の医療倫
理の中心的標語として用いられてきた．医師が患
者に対して，不利益となるようなことはするはず
がないという考えが根底にあったのではないかと
考える．

しかしながら，インターネットやマスメディア
などによる情報過多の現代において，情報の正し
さは別として，患者側は様々な医療情報を得るこ
とができるようになり，医学の進歩に伴い治療法
の選択肢も増えてきた．しかしながら，専門家で
ある医師の持つ医学的知識と患者との知識量には
大きな差が存在することも否定できない事実であ
る．IC が成立するためには，医療提供者が専門知
識と経験をもとにして，真摯に助言，提案を行い，
そのうえで患者が主体性を持って，自分の価値観
で判断することが重要である．1998 年にエホバの
証人輸血拒否事件があった．これは，宗教上の理
由で輸血を拒否していた患者が，手術の際に無断
で輸血を行った医師，病院に対して損害賠償を求

めた事件であるが，2000年に最高裁は，「手術の際に輸血を必要とする事態が生ずる可能性があることを認識したにもかかわらず，ほかに救命手段がない事態に至った場合には輸血するとの方針をとっていることを説明しないで手術を施行し患者に輸血をした事実は，医師は，患者が手術を受けるか否かについて意思決定をする権利を奪われたことによって被った精神的苦痛を慰謝すべく不法行為に基づく損害賠償責任を負う」と判断している[5]．これは，医学的見地からは不適切な方針を患者が選択したとしても，十分な情報を提供されたうえでの選択であれば，患者の主体的な選択が優先されるべきであるというICの理念によるものである．したがって，かつてのムンテラという形を取るpaternalism modelのICは適切ではないという1つの実例であると考える．

IC と医療安全

1．IC と説明義務違反

ICという言葉が初めて用いられたのは1967年のカリフォルニア州控訴裁判所のSalgo事件の判決だといわれ，おそらく同判決の造語であるだろうと考えられている[6]．事件は，ある患者が胸部大動脈造影のため，放射線不透過性造影剤を背部から大動脈に穿刺する方法で注入されたところ，両下肢が永久的に麻痺させられた，というものである．この検査法は，当時大変新しいものであったが，患者もその妻も，この処置に伴う可能性のあるリスクについては，全く情報提供されていなかった．しかし，上記のような合併症が稀ではあるが起こることは，当時未知というわけではなかった．この事件で，判決では，"the physician has……discretion [to withhold alarming information from the patient] consistent, of course, with the full disclosure of facts necessary to an informed consent." と「患者は治療について説明を受け，それを理解したうえで同意を与えなければならない．その基盤を形成するのに必要な事実を知らせなかった医師は民事責任を負う」と患者に対する

情報共有の必要性を説いている[7]．

ドイツにおいては，これと同様の機能を持つ法原理として「医師の説明義務」(ärztliche Aufklärungspflicht)があり，その誕生はアメリカのICより早い．しかもこれは，医師の刑事責任も追及しうるという厳しいものでもあった．同意のない治療行為は傷害罪として処罰されるという19世紀末の帝国裁判所(Reichsgericht)の判例があり，さらに1950年代には，患者の有効な同意を得るためには医師はそれについて説明をしなければならないという理論が確立し，説明義務違反である「専断的治療行為」を処罰する刑法改正案も作られていた[2]．1965年，民法学者・唄孝一はこのドイツの理論を日本に紹介した．それによると唄は，「医師の説明と患者の承諾は医師・患者関係の根底にあるものとして重視すべきであるが，医師の説明義務違反に法的な責任を認めるべきかについては慎重であるべきだ」と述べている[8]．

日本においては，乳腺症事件東京地裁判決(1971年)が有名であるが，この事件は，患者は右乳癌に対して右乳房の全摘術の手術に関する同意をしていたが，その手術の際に説明がないまま，乳腺症に罹患する左乳房も，将来的に癌になる恐れがあるとして，全摘術も施行された．これに対して裁判所は，「患者の同意を求めるにあたっては，その前提として，病状および手術の必要性に関する説明が必要である」と同意を欠く手術の実施は患者の身体に対する違法な侵害であるとしている．また同時に，「乳腺症と乳癌との間の因果関係について学説の対立があって，手術の要否についての見解が分かれる場合には，手術を受けるか否かについて，患者の意思がより一層尊重されるべきであるから，医師はそのような事情を十分に患者に説明したうえでその手術をすべきであった」と合わせて述べられている．この事例のようにICが普及する以前より，行われる医療行為についての説明がなかった場合，医師の民事責任が認められている．しかし，現在まで説明義務違反で刑事責任が認められた例はない．

2．IC が成立するために必要なこと

1）説明すべき内容

IC を患者が自己決定権を実現するためのプロセスとして捉えるならば，医師の説明義務の内容は，患者が自己決定権を行使するために必要かつ十分な情報を提供しなければならないと考えられる．そのためには，可能な限り専門用語の使用を控え，わかりやすく理解できるものでなくてはならない．では，具体的にどのような内容が含まれるかを下に示す．

説明すべき内容は，

① 病名および症状とその原因

② 治療行為の内容

③ 治療行為を選択する理由，有効性とその根拠

④ 治療行為に伴う合併症などのリスクおよびその発生頻度

⑤ 治療による改善の見込み

⑥ 代替治療の有無およびその内容

⑦ 治療行為をしない場合の予後

などが過去の判例で求められている．

2）説明すべき相手

IC の相手は，原則的には患者本人であるが，IC の内容によってはキーパーソンを設定する必要性が求められる場合もある．実際の事例では，2002 年の最高裁の判例（最判平 14.9.24）で，「医師は，診療契約上の義務として，患者に対し診断結果，治療方針等の説明義務を負担する．そして，患者が末期的疾患に罹患し余命が限られている旨の診断をした医師が患者本人やその家族にとってのその診断結果の重大性に照らすと，当該医師は，診療契約に付随する義務として，少なくとも，患者の家族等のうち連絡が容易なものに対しては接触し，同人または同人を介して更に接触できた家族等に対する告知の適否を検討し，告知が適当であると判断できた時には，その診断結果を説明すべき義務を負うものといわなければならない．なぜならば，このようにして告知を受けた家族等の側では，医師側の治療方針を理解した上で，物心両面において患者の治療を支え，また患者の余命が

より安らかで充実したものとなるように家族等としてできる限りの手厚い配慮をすることができるようになり，適時の告知によって行われるであろうこのような家族等の協力と配慮は，患者本人にとって法的保護に値する利益であるというべきであるからである」と述べている[9]．

3）IC を必要とする医療行為

IC を必要とする診療行為について，明確な定義は定められていないが，原則として侵襲を伴う医療行為についてはすべて IC が必要であると考えられる．一般的には，静脈内投与の造影剤の使用，内視鏡検査，穿刺（腹腔，胸腔，腰椎，骨髄など），中心静脈カテーテル挿入，組織試験採取，静脈内投与のすべての抗腫瘍薬治療，輸血（血液製剤を含む），手術室で行われるすべての医療行為などである．また，耳鼻咽喉科は非常に手技や処置，外来での小手術が多い診療科であるため，どこまで文書を用いての IC を行うのかの線引きが非常に難しいと思われる．自施設においては，原則として手術手技（鼓膜切開術や下口唇粘液嚢胞摘出術，扁桃周囲膿瘍切開排膿術，下甲介粘膜焼灼術など）に関してはすべて文書による同意を得ている．また，鎮静を必要とする幼小児の生理機能検査（ABR など）についても同様に行っている．

4）同意文書および説明文書

自施設では，診療行為の説明文書を可能な限りコンピューターに登録し，必要な際には 2 部プリントアウトし，自筆でサインを行った後に患者に渡し，両方にサインをいただいたうえで，一部を診療録にスキャン文書として残し，一部を患者に渡している．コンピューターへの説明文書の登録は，院内の診療録管理委員会で検討され，承認を得たうえで登録されている．原則として 1 つの診療行為に対して個別の説明文書を作成することとなっているが，鼓膜切開術と鼓膜換気チューブ留置術は同一の説明文書を用いるなどの例外もある．同意書は病院全体で承認されたもので，手術同意書と検査および処置同意書を使用している．病院全体の共通の診療行為に対する同意書は，説明文

書と同意書を兼ねていてもよいことになっている.

IC の実践

ICは，医療行為を行ううえで必要不可欠である患者との信頼関係の構築のためにも，非常に重要なプロセスの1つである．日本古来の良き伝統である「医は仁術である」という，患者をいたわり思いやる気持ちを，具体的に表現したうえで患者に伝える必要性がある．そのためのコミュニケーションスキルを取得することも非常に大切である．また，侵襲を伴う医療行為だけでなく，検査結果や画像診断結果，病状の変化や推移，予期せぬ症状が出現した場合や病状が大きく変化した場合などにも当然ICが必要となる．その際にも，きちんと説明を行ったうえで，文書で記録し診療録に残すことが望ましい.

また，重要な説明を行う際には，医師以外の医療従事者（看護師など）も同席のうえでICを行うのが望ましい．その際には，静かな落ち着いた環境で，外部に音が漏れない環境（個室など）を準備し，説明文書を事前に渡し内容を確認してもらうことにより，患者の理解向上を図り，疑問点や質問事項をあらかじめ準備していただくなどの配慮を行うことが望ましい．患者の許可が得られれば，家族などのキーパーソンの同席を求める．しかし，あまり同席者が多数になることはデメリットもあるため，数名に限定することが望ましい.

患者の心理的ストレスが大きいと予想される場合には，ICの際にも患者の表情などを注意深く観察するとともに，IC後に同席した看護師などに，医師と異なる立場での接触や観察を依頼し，患者の精神的苦痛の観察と軽減に対する配慮が必要である．必要な場合には，精神神経科医などに協力を依頼する.

IC による同意文書の法的効力

ICの基本概念は，患者本人の自己決定権を保護するものであり，医療側に重過失がある場合の責任追及や裁判を受ける権利までを制限するものではない．それらまで制限する契約は公序良俗に反するとされるからである．ICを適切に行わないことは医師の義務違反となるが，医師を保護するものではないということである．適切なICを行うことのできるスキルを磨くとともに，適切な医療を提供することができるよう研鑽を積むことが何より重要である.

参考文献

1) 日本医師会第Ⅱ次生命倫理懇談会：「説明と同意」についての報告. 1990.
   Summary ICを「説明と同意」と表現し，患者の自己決定権を保障するシステムあるいは一連のプロセスと説明.
2) 町野 朔：患者の自己決定権と法. 東京大学出版会, 1986.
3) 森岡泰彦：インフォームド・コンセント. 日医雑誌, **135**：1511-1514, 2006.
   Summary アメリカと日本におけるICの相違点と，日本独自の成り立ちについて解説.
4) 厚生省：インフォームド・コンセントの在り方に関する検討会報告書―元気の出るインフォームド・コンセントを目指して. 1995.
   Summary ICを「インフォームド・コンセント」と表記し，訳語を用いないことや日本におけるICのあり方について提言.
5) 判例集 民集 2000：第54巻2号582頁.
   Summary エホバの証人輸血拒否事件における最高裁判断.
6) Applbaum PS, Zeleznik AF, Lidz CW, et al：lnformed Consent. Oxford Press 1987 at 39.
   Summary ICが初めて用いられた判決文についての解説.
7) 畔柳達雄：患者の同意（承諾）と医師の説明義務違反(2)―informed consent 理論の背景―. 耳展, **38**(4)：512-518, 1995.
8) 唄 孝一：治療行為における患者の承諾と医師の説明. 医事法学への歩み. 岩波書店, 1970.
   Summary 民法学者・唄 孝一によるIC導入以前のドイツの理論の紹介.
9) 中村哲也：末期がんの家族等への告知と個人の尊厳. 法政理論大, **38**(4)：112-124, 2006.

MB ENT, 245：7-16, 2020

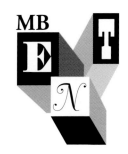

◆特集・私の新しい耳鼻咽喉科診療スタンダード―10〜20年前とどう変わったか―
遺伝性難聴の診断と治療の進歩

北尻真一郎[*1]　北野友裕[*2]　宇佐美真一[*3]

Abstract　約20年前，先天性難聴はほぼ原因不明であり，一律的な介入をせざるを得なかった．連鎖解析で遺伝子座が報告されるようになり，さらにシーケンス解析法が進化するに伴い，先天性難聴の半数以上が遺伝性であること，様々な難聴遺伝子や変異がそれぞれ異なる症状をきたすこと，補聴器や人工内耳による介入に影響を及ぼすことが明らかとされた．また，先天性難聴だけでなく，若年性発症例や成人発症例においても遺伝子の関与がわかってきている．つまり，遺伝学的検査による確定診断は，各患者に対して適切な個別化医療を提供するうえで必須である．この検査は本邦では保険収載されるに至った．本稿では日本人に頻度の高い遺伝子変異とその臨床像を供覧し，その発症機序や介入に関しても言及する．この遺伝情報は一般的な検査とは一線を画するものである．その説明には適切なカウンセリングが必要であり，臨床遺伝専門医と行うことが望ましい．

Key words　難聴(deafness)，遺伝学的検査(genetic testing)，個別化医療(personalized medicine)，介入(intervention)，遺伝カウンセリング(genetic counseling)

はじめに

先天性難聴は新生児1,000人に1〜2人に発症する頻度の高い先天性疾患である．先天性難聴のうち半数以上の原因として遺伝子が関与することが報告されており，若年発症型両側性感音難聴など先天性以外の難聴についても多くの原因遺伝子が明らかとなっている．

近年の遺伝学的検査の進歩によって，より効率的に原因遺伝子の検索が行えるようになってきた．また，その後の治療的介入についても原因遺伝子に対応して，より適切なものを提示する個別化医療が可能となってきている．この有用性は社会的にも認められ，本邦では保険収載されるに至っている．

本稿では難聴の遺伝学的検査について述べた後，本邦において頻度の高い遺伝子ないしは変異

に対する介入の実際について，症例を踏まえながら述べていく．

難聴の遺伝学的検査

約20年前(1997年)に*GJB2*による遺伝性難聴が報告されてから現在までに100種類を超える原因遺伝子が見い出されており，近年の分子遺伝学的手法の進歩によりその数はますます増加している．それにより，先天性難聴に加えて遅発性や進行性難聴についても遺伝子の関与が明らかとなり，従来ほとんどが原因不明とされていた難聴の原因について，その多くに遺伝子がかかわっていることがわかってきた(図1, 2)．したがって，日常診療で目にする難聴の多くに何らかの遺伝子が関与していることを意識することが必要になっている．なお，ヒトの遺伝学的検査ではないが，サイトメガロウイルスDNAの検出を行うことで，診

[*1] Kitajiri Shin-ichiro, 〒390-8621 長野県松本市旭 3-1-1　信州大学医学部耳鼻咽喉科学教室，講師
[*2] Kitano Tomohiro，同，助教
[*3] Usami Shin-ichi，同，教授

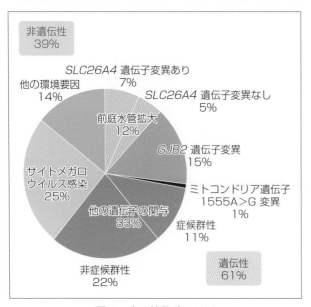

図 1. 先天性難聴の原因
（文献 4 より転載）

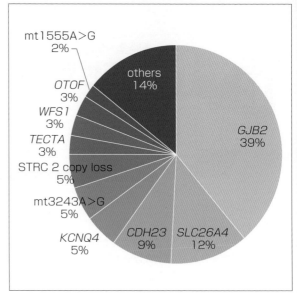

図 2. 本邦の保険診療で検出された遺伝子の内訳
（文献 5 より転載）

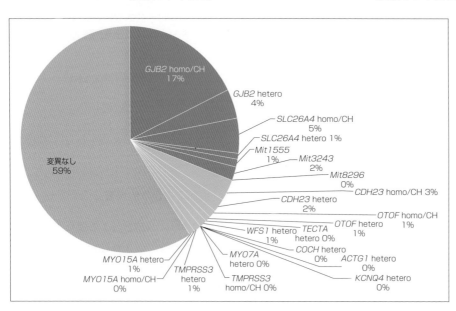

図 3.
保険における検出率の変遷
（文献 9 より）

断率はさらに向上することがわかっている（図1）.
　現在報告されている遺伝性難聴は，難聴以外に
症状を呈さない非症候群性難聴が多いが，詳細に
みていくと原因遺伝子ごとに発症時期，重症度，
聴力型，進行性，補聴器や人工内耳の装用成績，
めまいなどの随伴症状などが異なる．したがっ
て，遺伝学的検査を行い，難聴の原因遺伝子変異
を特定することにより正確な診断，予後の推定，
合併症の予測が可能になり，補聴器や人工内耳の
選択，難聴の進行や合併症の予防など医学的な介

入を行ううえで非常に重要な情報を得ることがで
きる．これにより個別化医療が可能となる．
　約20年前は遺伝学的検査の黎明期であり，主に
中東や欧州の大家系において連鎖解析を用いて原
因遺伝子座を同定していたが，少子化が進み家系
が小さい日本においては困難な例が多かった．そ
の後，直接シーケンス法によって遺伝子配列を決
定することができるようになり，新規遺伝子変異
を検出するための信頼性の高い標準的な方法とし
て広く用いられるようになった．しかし，コスト

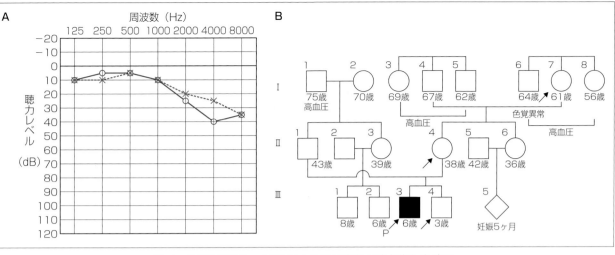

図 4. *GJB2* 遺伝子 p.V37I による難聴患者の聴力像と家系図

A：発端者のオージオグラム，両側高音域にのみ軽度難聴を認める

B：発端者（Ⅲ-3）は 6 歳，男児．劣性遺伝形式をとる．家系内に難聴者を認めない．矢印で示す方々の
　　遺伝学的検査を行った．発端者は p.V37I 遺伝子変異のホモ接合体であった．母親は保因者（ヘテロ）
　　であり，父親も保因者であると推測された．弟には遺伝子変異がみられなかった（□；男性，○；女性）

（文献 11 より）

の高さや検査時間の長さに弱点があり，また変異の定量検出が難しいことからミトコンドリアのヘテロプラスミー変異の検出が難しかった．その後，既知遺伝子変異の有無を網羅的に調べる手法としてインベーダー法が用いられるようになった．新規遺伝子変異を検出することはできないが，日本人難聴患者に見出される頻度の高い遺伝子変異を検出するスクリーニング検査として有用な手法である．ミトコンドリアのヘテロプラスミー変異の定量的な検出ができることも利点である．

本邦では 2012 年にインベーダー法を用いた「遺伝学的検査（先天性難聴）」が先進医療を経て保険収載され，難聴の遺伝学的検査が日常の臨床検査ツールとして用いることが可能となった．開始当初は 13 遺伝子 46 変異についてインベーダー法での検査が行われていたが，続いて登場した次世代シーケンサーによりシーケンス反応を超並列に行うことで短時間に膨大なサンプルを処理することが可能となり，その後 2015 年には検査法がインベーダー法に加え次世代シーケンサーの併用に変更されることに伴い，解析対象が 19 遺伝子 154 変異に拡張され検出率が向上している（図 3）．2016年 4 月より 7 種類の遺伝子の全エクソンを対象と

した若年発症型両側性感音難聴に対する遺伝学的検査も保険収載され，従来の先天性難聴のみならず遅発性難聴についても遺伝学的検査を行うことが可能となっている．

次項では，遺伝学的検査において対象となっている具体的な遺伝子や変異について説明し，遺伝学的検査を踏まえた実際の介入方法について述べる．

各遺伝子変異による難聴

1. *GJB2* 遺伝子

GJB2 遺伝子は最も高頻度にみられる先天性難聴の原因遺伝子である．常染色体劣性遺伝形式をとる非症候群性難聴（DFNB1）の原因遺伝子としての頻度が圧倒的に高く（図 2），また広く知られているが，常染色体優性遺伝形式をとる非症候群性難聴（DFNA3）や皮膚疾患を伴う症候群性難聴としての報告もある．劣性遺伝形式をとる場合，家系内に難聴患者がいなくとも遺伝性難聴となるため留意が必要である．

GJB2 遺伝子はコネキシン 26 というタンパク質をコードしており，このタンパク質が蝸牛内電位を形成するのに必要なカリウム輸送などにかかわっている．したがって，遺伝子変異によってこ

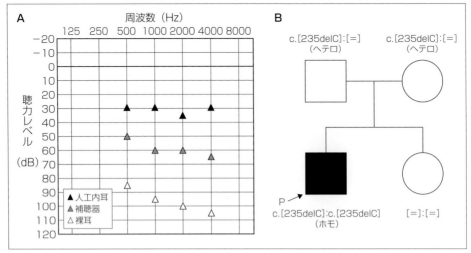

図 5. *GJB2* 遺伝子 c.235delC 変異による難聴患者の聴力像(3 歳 2 ヶ月時点)と家系図
A：罹患者の聴力図. 重度難聴であり補聴器では十分な装用閾値が得られず，1 歳時に
人工内耳埋込術を行った. その結果，言語習得に十分な装用閾値が得られた
B：父親と母親がともに保因者で健聴，罹患者はホモ接合体である劣性遺伝形式をとる
(文献 1 より)

のタンパク質に変性をきたすと内耳の恒常性の維持に問題が生じることで難聴を呈すると考えられている.

　これまでに多くの変異が同定されているが本邦では c.235delC と p.V37I の変異が多くみられており，この 2 つで *GJB2* 変異全体の 2/3(52％と 17％)を占めている. しかし，これら 2 つの変異の表現型は非進行性であることなどについては共通するものの，難聴の重症度が大きく異なっている. また，遺伝子変異の組み合わせによっても難聴の程度が変化するため，同じ *GJB2* 遺伝子変異による難聴といっても異なる介入方法で対応する必要がある.

　比較的軽度の難聴を呈するのが p.V37I による難聴である(図 4). 症例によっては補聴器による介入を行うことになるが，裸耳で十分な聴力が担保できる場合もある.

　対照的に高度以上の難聴を呈することが多いのが c.235delC による難聴である(図 5). 出生時から強い難聴を示すため新生児聴覚スクリーニングにて指摘されることになる. *GJB2* 遺伝子変異による難聴は一般的に人工内耳の装用成績が良好なことで知られており，人工内耳の適応となる症例においては早期の手術を目指すこととなる.

2. *SLC26A4* 遺伝子

　SLC26A4 遺伝子は常染色体劣性遺伝形式をとる遺伝性難聴の原因遺伝子として *GJB2* 遺伝子に次いで 2 番目に頻度が高い(図 1, 2). 前庭水管拡大を伴う非症候群性難聴(DFNB4)の場合(図 6)と，甲状腺腫を伴う Pendred 症候群の 2 つの疾患群をもつことが知られている. *SLC26A4* 遺伝子はペンドリンというタンパク質をコードしており，このペンドリンが塩化物イオンや重炭酸イオンなどの陰イオンとヨードの輸送にかかわっており，その機能低下の程度が甲状腺腫の有無にかかわるとされている.

　SLC26A4 遺伝子変異による難聴は，先天性～幼少期発症の高音障害型感音難聴であり，聴力が変動しながら進行性を示す. 聴力像は低音に A-B gap があることも特徴的である. めまいを伴うことも多く，聴力変動とともに発作的な症状を繰り返すことがある.

　p.H723R が日本人における変異の多く 36％を占めるが，*SLC26A4* 遺伝子変異による難聴においては *GJB2* 遺伝子の際に認められたような，変異の種類と表現型の相関は明らかになっておらず，環境などの他因子の影響が大きいと考えられている. 頭部打撲による進行が報告されており，リス

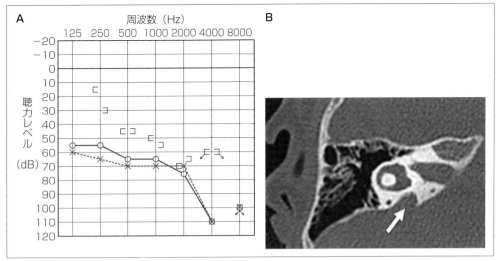

図 6. *SLC26A4* 遺伝子変異による難聴患者の聴力像(A)と側頭骨 CT 画像(B)
症例は 37 歳, 女性. 低音部に特徴的な A-B gap を認める. CT では前庭水管拡大を示す(白矢印)
(文献 15 より)

クの高いイベントを避けるように指導することが重要である.

多くの患者は新生児聴覚スクリーニングにて難聴を指摘され, 早期から補聴器の介入を受けることになるが, 一部スクリーニングをパスすることがあるため注意を要する. *SLC26A4* 遺伝子変異による難聴に対する人工内耳の装用効果は良好であり, 補聴器で十分な聴力が得られなくなった場合には積極的に人工内耳埋込術を考慮する必要がある.

現在, この Pendred 症候群に対して免疫抑制剤であるシロリムスを用いることで内耳の細胞死を抑制し, 難聴の進行やめまいの発作が予防できる可能性が示唆され治験が進行中である. 今後は遺伝学的検査によって難聴の原因を知ることで, このような新しい治療の選択肢が提供できるかもしれない.

3. *CDH23* 遺伝子

CDH23 遺伝子は常染色体劣性遺伝形式をとる非症候群性難聴(DFNB12)の原因遺伝子であるとともに, 難聴に網膜色素変性症を合併する Usher 症候群の原因遺伝子としても知られている. これらの表現型は遺伝子変異の様式と関連があり, 非症候群性難聴においてはタンパク質への影響が小さい non-truncating 変異(ミスセンス変異)のみが知られ, 影響の大きい truncating 変異(ナンセ

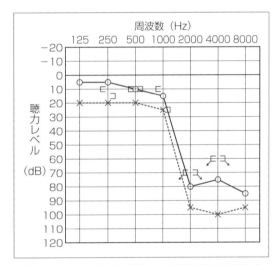

図 7. *CDH23* 遺伝子変異による難聴患者の聴力像
(13 歳, 女性)
10 代発症, p.[240L]:[R2029W] 症例. 典型的な高音急墜型難聴を呈する
(文献 1 より)

ンス変異やフレームシフト変異など)の場合に Usher 症候群が多いとされている. *CDH23* 遺伝子はカドヘリン 23 というタンパク質をコードしており内耳有毛細胞の不動毛同士を結合する役割を果たしているため, この構造の変化が難聴の原因になる.

CDH23 遺伝子変異による難聴は高音域から発症し高音急墜型難聴を呈する場合があるが(図7), このまま進行が低音部に及び重度難聴になる

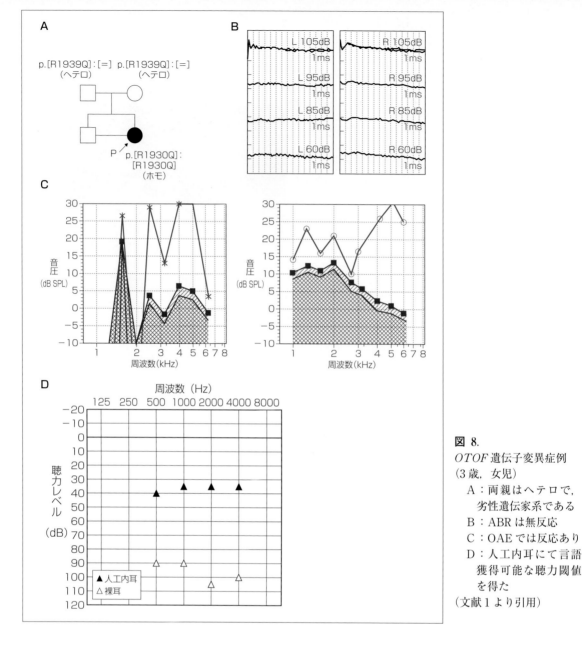

図 8.
OTOF 遺伝子変異症例
(3歳，女児)
　A：両親はヘテロで，
　　劣性遺伝家系である
　B：ABR は無反応
　C：OAE では反応あり
　D：人工内耳にて言語
　　獲得可能な聴力閾値
　　を得た
(文献 1 より引用)

症例も報告されている．発症時期や難聴の程度は遺伝子変異によって異なることがわかっており，日本人に頻度の高い p.P240L 変異による症例では先天性の重度感音難聴が多い一方，p.R2029W 変異症例では中年発症の高音急墜型難聴として認められることがある．

　難聴の程度に応じて補聴器での介入を行いながら十分な補聴効果が得られない症例については人工内耳植込術を施行することになる．前述のように *CDH23* 遺伝子変異による症例の中には低音域に残聴がある症例が少なくない．そのような症例

に対しては通常の人工内耳ではなく残存聴力活用型人工内耳（EAS）を選択することで，低音部の自然な聞こえが語音弁別能の向上に寄与できる．

　CDH23 遺伝子変異による Usher 症候群は一般的に先天性の高〜重度難聴であり，前庭機能障害を伴う場合が多い．網膜色素変性については 10 歳頃から遅発性に発症し，徐々に視野狭窄が進行して社会的失明に至る．したがって，より早期に診断を行い，将来的な視覚障害を代償するためにも早期の人工内耳装用にて聴覚を担保することを考慮すべきである．

4．OTOF遺伝子

OTOF遺伝子は常染色体劣性遺伝形式をとる非症候群性難聴(DFNB9)の原因遺伝子である．Auditory neuropathy spectrum disorder(ANSD)といわれる耳音響放射(OAE)が正常で聴性脳幹反応(ABR)が異常を呈する難聴群の原因遺伝子の1つである(図8)．内有毛細胞の基底部に発現するotoferlinというタンパク質をコードしており，神経伝達物質であるグルタミン酸の放出に関与している．

OTOF遺伝子変異による難聴の多くは先天性の高～重度難聴であり進行性は乏しい．OAEは出生後数年に限って外有毛細胞の機能が保たれているため反応が認められるが，その後，消失して他の感音難聴疾患と臨床的には判別が難しくなる．

補聴器による介入では効果が不十分なことが多く，早期から人工内耳が考慮される．多くのANSD疾患とは異なり障害部位が内有毛細胞のみであるため人工内耳の装用効果は良好なことが知られ良い適応となっている(図8)．

5．ミトコンドリア遺伝子
1）m.1555A＞G変異

ミトコンドリアは細胞内小器官の1つであり，核DNAとは異なる独自のミトコンドリアDNAをもっている．ミトコンドリアは卵子のみから引き継がれることからミトコンドリア遺伝子変異による難聴は母系遺伝形式となる(図9)．

このミトコンドリア遺伝子変異による難聴の中で最も頻度が高いのがミトコンドリア遺伝子1555A＞G変異(m.1555A＞G変異)である．ストレプトマイシンなどアミノグリコシド系抗菌薬の投与歴と関連した難聴として見出されたが，投与歴がない難聴症例もかなり存在し，外来の感音難聴患者の3%を占めるとの報告もある．ミトコンドリアはATP産生にかかわる器官であるが，m.1555A＞G変異の存在によって不良タンパク質が増加することで，もとよりATPの産生が低下し難聴をきたしやすくなっている．また，アミノグリコシド系抗菌薬の作用が加わることでATP

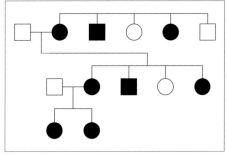

図9. ミトコンドリア遺伝子変異による難聴患者の家系図難聴は母親から受け継がれる(文献13より引用)

産生低下がさらに悪化することとなり，急激で重度の難聴をきたすが，ステロイド治療などは奏効しない．

m.1555A＞G変異による難聴の多くは進行性であり高音障害型の場合が多い．まずは補聴器による介入を行うが，高度難聴患者に対しては人工内耳やEASの適応となり装用成績も良好であるため積極的に考慮する．

遺伝学的検査にてm.1555A＞G変異が難聴の原因であることがわかれば，アミノグリコシド系抗菌薬を避けることで未発症の家族の発症を予防することが可能になる．また，前述のように母系遺伝形式をとるため，家族内にも同様の患者がいる場合が多い．医療者がこれらの抗菌薬を使用する前に問診を行うことで難聴の発症を避けられる可能性もある．

2）m.3243A＞G変異　DM

m.3243A＞G変異もm.1555A＞G変異による難聴と同様に母系遺伝形式をとる．この変異の存在によりミトコンドリアのタンパク質の合成障害が起きるため，ATP合成阻害と酸化ラジカルの貯留によって細胞死をきたすことで難聴につながるとされる．

m.3243A＞G変異による難聴は成人発症の高音障害型感音難聴であり，重症度によって補聴器や人工内耳での介入を行う．m.3243A＞G変異は非症候群性感音難聴のみならず，糖尿病を合併した感音難聴，脳卒中様症状と高乳酸血症を伴うミトコンドリア脳筋症(mitochondrial encephalomy-

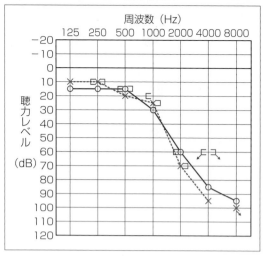

図 10. *KCNQ4* 遺伝子変異による難聴患者の聴
力像(42歳，男性)
高音域の難聴から出現する
(文献 15 より引用)

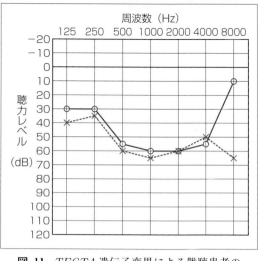

図 11. *TECTA* 遺伝子変異による難聴患者の
聴力像(40歳，男性．15歳発症)
(文献 12 より引用)

opathy, lactic acidosis, and stroke-like epi-
sodes；MELAS)など様々な疾患群の原因とな
る．したがって，感音難聴と糖尿病などを家族歴に認
めた場合には，本遺伝子の関与を疑って早期に遺
伝学的検査を行うことが勧められる．また，本遺
伝子を認めた場合には糖尿病やMELASについて
の精査を行う必要がある．

6．*KCNQ4* 遺伝子

KCNQ4 遺伝子は常染色体優性遺伝形式をとる
遺伝性難聴の原因遺伝子として最も頻度が高く
(DFNA2A)，原因が特定された遺伝子全体の
6.6%を占める．カリウムチャネルタンパクであ
る KCNQ4 をコードしており，有毛細胞が脱分極
した際に流入したカリウムイオンを排出すること
にかかわっている．

変異によって聴力像は異なるが，一般的に高音
障害型の進行性難聴となる(図10)．補聴器での介
入が多いが，低〜中音域が保たれるため不要な場
合も多い．

7．*TECTA* 遺伝子

TECTA 遺伝子は常染色体優性遺伝形式をとる
非症候群性難聴(DFNA8/12)の原因遺伝子とし
て2番目に頻度が高く3.2%を占めるが，劣性遺
伝形式の非症候群性難聴(DFNB21)としての報告

もある．内耳の蓋膜を構成する細胞外マトリック
スの一部である α-tectorin をコードしており，
TECTA 遺伝子変異があると蓋膜の形態異常が生
じ，難聴になると考えられている．

一般的には軽〜中等度の難聴であり進行しな
い．聴力像は変異によって異なるが，ZPドメイン
の変異があると中音域が障害されやすく，特徴的
な皿形難聴となる(図11)．補聴器での介入で効果
が見込まれる．

8．*COCH* 遺伝子

COCH 遺伝子も常染色体優性遺伝形式をとる
非症候群性難聴(DFNA9)の原因遺伝子である．
COCH 遺伝子は蝸牛と前庭に強く発現している
タンパク質 cochlin をコードしている．*COCH* 遺
伝子変異によって好酸性沈着物が求心性神経の伝
達を阻害することで難聴が起きると考えられてい
る．

COCH 遺伝子変異による難聴は *SLC26A4* 遺伝
子と同様に，めまいを伴うことが特徴的である．
20代以降から発症する遅発性感音難聴で，聴力と
ともに前庭機能も経時的に障害されるが，前庭機
能障害が先行しやすい．中等度難聴までは補聴器
による介入を行うが，人工内耳の有効性も示され
ており，進行例については積極的に適応する．

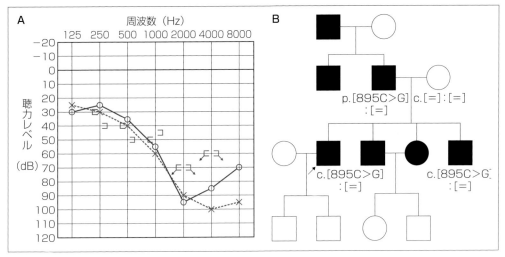

図 12. *ACTG1* 遺伝子変異による難聴の聴力像と家系図
A：発端者(41 歳, 男性)の聴力図. 高音障害型感音難聴を呈する
B：常染色体優性遺伝形式をとる. 矢印が発端者を示す
（文献 1 より引用）

9. *ACTG1* 遺伝子

ACTG1 遺伝子は常染色体優性遺伝形式をとる非症候群性難聴(DFNA20/26)の原因遺伝子である. *ACTG1* 遺伝子は γ-actin をコードしており, 有毛細胞の形成と維持に関与している.

発症時期は幼児期から50代と幅広い. 進行性を示し当初は高音障害型感音難聴を呈するが, 徐々に低音も障害されて重度難聴に至る. 補聴器での装用効果が不十分となった場合には人工内耳の適応となるが, 低音部の残存聴力によっては EAS が選択される(図12).

10. 他の遺伝子

ここで取り上げた遺伝子以外にも *CRYM, EYA1, MYO7A, POU3F4,* m.7445A>G, m.8296A>G, *MYO3A, TMPRSS3, WFS1* が検査の対象となっている. これとは別に, 指定難病である若年発症型両側性感音難聴の原因遺伝子 *ACTG1, CDH23, COCH, KCNQ4, TECTA, TMPRSS3, WFS1* を対象として特定の変異にとどまらない検査結果を解析する検査も始まっている. 現時点では保険診療に含まれない遺伝子についても共同研究ベースで症例の蓄積と遺伝子の解析が行われており, 今後は研究の進展とともに対象遺伝子の拡充が期待され, 診断率の向上と相まって, より詳細な情報が提供できるようになると思われる.

難聴の遺伝カウンセリング

遺伝情報は, 本人の体質や疾病罹患と関係しうる生涯変わらぬ情報であること, および血縁者に一部共有される情報であることから, その取り扱いには高度な専門性が要求される. 適切な遺伝カウンセリングの必要性は, 厚生労働省や日本医学会のガイドラインにも明記されている. 遺伝学的検査の目的を説明し, 意思決定のための支援を行い, 確定診断が得られた場合には当該疾患に関する十分な情報を提供する必要がある. その担当者は遺伝情報の特殊性や倫理的問題に配慮し, 本人および家族などへの心理的社会的支援ができる教育を受けていることが望ましく, 日本では臨床遺伝専門医がその中心となる.

難聴における遺伝カウンセリングの特徴として, 以下の点が挙げられる.

- 頻度の高い疾患であること. 保因者の割合は30～50人に1人程度とされており, 誰が保因者であっても不思議ではない. これは責任論にならないためにも重要である.
- ほとんど完全浸透であり, 次の世代が難聴を受け継ぐ可能性は計算可能である.
- 多くは補聴器や人工内耳といった介入を適切に行えば効果的であること. これにより, 患者を怖がらせる場合が少なくてすむ.

引用文献

1) 宇佐美真一：難聴の遺伝子診断とその社会的貢献. 金原出版, 2015.
   Summary 遺伝学的検査によって難聴という症候でなく原因ごとに再分類できるようになり, 確定診断と適切な治療の選択が可能となった.

2) Zelante L, Gasparini P, Estivill X, et al：Connexin26 mutations associated with the most common form of non-syndromic neurosensory autosomal recessive deafness(DFNB1)in Mediterraneans. Hum Mol Genet, **6**：1605-1609, 1997.

3) Hereditary Hearing Loss homepage(https://hereditaryhearingloss.org/). Accessed February 1, 2020.

4) Morton CC, Nance WE：Newborn hearing screening：a silent revolution. N Eng J Med, **354**：2151-2164, 2006.

5) Yokota Y, Moteki H, Nishio SY, et al：Frequency and clinical features of hearing loss caused by STRC deletions. Sci Rep, **9**：4408, 2019.

6) 北尻真一郎：聴覚と遺伝子. JOHNS, **30**：699-702, 2014.

7) Abe S, Yamaguchi T, Usami S：Application of deafness diagnostic screening panel based on deafness mutation/gene database using invader assay. Genet Test, **11**：333-340, 2007.

8) Mori K, Moteki H, Miyagawa M, et al：Social Health Insurance-Based Simultaneous Screening for 154 Mutations in 19 Deafness Genes Efficiently Identified Causative Mutations in Japanese Hearing Loss Patients. PLoS One, **11**：e0162230, 2016.
   Summary 日本の保険診療としての難聴遺伝学的検査で, 13遺伝子46変異から19遺伝子154変異へと対象が拡大され, 診断率が向上した.

9) 西尾信哉, 宇佐美真一：難聴の遺伝学的検査の進歩と診療の展開. モダンメディア, **65**(10)：18-25, 2019.

10) Tsukada K, Nishio S, Usami S：A large cohort study of GJB2 mutations in Japanese hearing loss patients. Clin Genet, **78**：464-470, 2010.

11) 北尻真一郎, 宇佐美真一：難聴の遺伝カウンセリング. 耳鼻臨床, **111**：212-213, 2018.
    Summary 遺伝学的検査は最適な治療法を選択するうえで重要であり, 遺伝カウンセリングは情報を提供し支援する医療行為である.

12) 宇佐美真一：きこえと遺伝子2―難聴の遺伝子診断 ケーススタディ集―. 金原出版, 2012.

13) 宇佐美真一：きこえと遺伝子 難聴の遺伝子診断と遺伝カウンセリング. 金原出版, 2006.

14) 細谷 誠：ヒトiPS細胞を用いた遺伝性難聴治療薬の開発～疾患特異的iPS細胞樹立から新規病態解明, そして治療へ～. Otol Jpn, **28**：83-90, 2018.

15) 北尻真一郎, 西尾信哉, 宮川麻衣子ほか：遺伝子変異による耳鼻咽喉科疾患 感音難聴. 耳喉頭頸, **90**：632-638, 2018.

16) Naito T, Nishio SY, Iwasa Y, et al：Comprehensive genetic screening of KCNQ4 in a large autosomal dominant nonsyndromic hearing loss cohort：genotype-phenotype correlations and a founder mutation. PLoS One, **8**：e63231, 2013.

17) Moteki H, Nishio SY, Hashimoto S, et al：TECTA mutations in Japanese with mid-frequency hearing loss affected by zona pellucida domain protein secretion. J Hum Genet, **57**：587-592, 2012.

18) 北尻真一郎：遺伝性難聴. 小杉眞司(編)：241, 遺伝カウンセリングのためのコミュニケーション論. メディカルドゥ, 2016.

19) 宇佐美真一：専門家による支援. 一般社団法人日本聴覚医学会(編)：64-67, 遺伝性難聴の診療の手引き. 金原出版, 2016.

20) Taniguchi M, Matsuo H, Shimizu S, et al：Carrier frequency of the GJB2 mutations that cause hereditary hearing loss in the Japanese population. J Hum Genet, **60**(10)：613-617, 2015.

Monthly Book

ENT○NI エントーニ No.223

大好評

2018年9月　増大号
140頁　定価（本体価格 4,800 円＋税）

みみ・はな・のど診断
これだけは行ってほしい
決め手の検査

編集企画　福岡大学教授　**坂田俊文**

専門的検査を適切に実施し、検査を用いて的確かつ迅速に診断できるように
まとめられた日常診療において役立つ１冊！！

☆ CONTENTS ☆

ZEN-NIHON BYOIN SHUPPANKAI　全日本病院出版会
〒113-0033 東京都文京区本郷 3-16-4　Tel：03-5689-5989
www.zenniti.com　Fax：03-5689-8030

MB ENT, 245：18-23, 2020

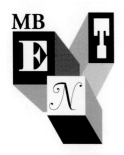

◆特集・私の新しい耳鼻咽喉科診療スタンダード—10〜20年前とどう変わったか—

耳鳴の診断と治療の進歩

南　修司郎*

Abstract　耳鳴とは，外部に音源がないにもかかわらず，感じる音の知覚である．耳鳴の罹患率は，成人の10〜15％と推定されており，その20％が何らかの医療介入を望んでいる．耳鳴の多くは内耳性難聴に伴う自覚的耳鳴である．耳鳴の発生とその苦痛の機序として正確なことはまだわかっていないが，聴覚視床発火リズム変調と耳鳴苦痛モデルは臨床的に説明しやすく有用である．耳鳴の客観的な診断方法もまだないが，安静時 fMRI の脳機能画像を用いた診断手法が研究的に始まっている．各国の耳鳴診療ガイドラインでは，難聴を伴う耳鳴に対し補聴器を用いた音響療法が標準治療として推奨されている．本稿では，耳鳴診断の進歩として，必要な問診，検査，重症度評価について，耳鳴治療の進歩として教育的カウンセリング，音響療法，薬物治療について記載する．耳鳴患者を診療するにあたり，その患者の困っている点や求めていることを理解し解決していく姿勢が重要と思われる．

Key words　耳鳴(tinnitus)，音響療法(sound therapy)，拍動性耳鳴(pulsatile tinnitus)，非拍動性耳鳴(nonpulsatile tinnitus)，補聴器(hearing aids)，人工内耳(cochlear implant)

耳鳴の診断

耳鳴は「明らかな体外音源がないにもかかわらず感じる異常な音感覚」と定義される．耳鳴の有症率は人口の10〜15％と推定され，日常生活に支障をきたすような重症耳鳴の頻度は0.5〜1％程度と見積もられている[1]．耳鳴は，「拍動性耳鳴」と「非拍動性耳鳴」に大別される．拍動性耳鳴は耳鳴全体の10〜15％とされ，その約70％は他覚的(体内音源，第三者が聴取可)である[2]．非拍動性耳鳴の大多数は慢性持続性耳鳴が占め，一部に他覚的耳鳴(ミオクローヌス，顎関節症)が含まれる．

1．問　診[3]

発症時期，進行性の有無，性状，部位，原因，煩わしさの程度，悪化要因，騒音曝露の有無，家族歴，睡眠への影響，社会的就労上の影響などについて必要な35項目が日本語版 TSCHQ(Tinnitus Sample Case History Questionnaires)(図1)

にまとめられている．重症度分類は耳鳴質問票にて行う．THI(Tinnitus Handicap Inventory)は耳鳴の苦痛度評価法として，国内外で広く用いられている．全部で25項目の質問があり，それぞれを，よくある(4点)，たまにある(2点)，ない(0点)で自己評価し，合計点数を算出する．合計点数が0〜16点は軽微，18〜36点は軽度，38〜56点は中等度，58〜76点は高度，78〜100点は重度と，重症度分類を行うことができる[4]．

2．局所診察[5]

耳鏡所見にて，耳鳴の原因となりうる外耳疾患(耳垢)，中耳疾患(中耳炎，耳管機能障害，鼓室型グロームス腫瘍など)の有無を診察する．口蓋ミオクローヌスは口腔咽頭の視診で確認が可能である．拍動性耳鳴を訴える場合はオトスコープを用いて耳内の聴診を行う．内頸動脈走行異常，鼓室型グロームス腫瘍，硬膜動静脈瘻では拍動音を聴取できる場合がある．

---

*　Minami Shujiro, 〒 152-8902 東京都目黒区東が丘 2-5-1　国立病院機構東京医療センター耳鼻咽喉科, 医長

1. 年　齢：
2. 性　別：男性　　女性
3. 利き手：右利き　　左利き　　両利き
4. 耳鳴の家族歴：ある（ある場合：両親　　兄弟姉妹　　子供）　　ない
5. 最初の発症：耳鳴を最初に感じたのはいつですか？：＿＿＿＿＿＿＿＿＿＿＿＿＿
6. どのように始まりましたか？：徐々に　　突然
7. 最初に感じた耳鳴に関係していたものはありますか？：爆発するような大きな音　　むち打ち症　　聴力の悪化　　ストレス　　頭の怪我　　その他＿＿＿＿＿＿＿＿＿
8. 耳鳴は脈打つように感じられますか？：はい，鼓動と同じリズム　　はい，鼓動とは異なるリズム　　いいえ
9. 耳鳴はどこで感じますか？：右耳　　左耳　　両耳だが左のほうがひどい　　両耳だが右のほうがひどい　　両耳で等しく　　頭の中　　その他＿＿＿＿＿＿＿＿＿＿＿
10. 耳鳴は時間的な現れ方はどのようですか？：間をおいて　　持続的に
11. 耳鳴の大きさは日によって変わりますか？：はい　　いいえ
12. 耳鳴の大きさを1〜100の段階で表してください（1＝非常にかすかに聞こえる，100＝非常に大きく聞こえる）：＿＿＿＿＿＿（1〜100のいずれか）
13. 耳鳴は通常どのように聞こえるか，ご自分の言葉で説明してください：＿＿＿＿＿＿
以下に，聞こえる可能性のある音の例を挙げますが，他の表現も自由にお使いください：シューシュー（風を切る音），ベルの鳴るような音，ドクドク（脈打つ音），ブーン，カチッ，メリッ，ピポパ（ダイヤル音などのプッシュ信号），ブンブン（羽音など），ボン（はじける音），ゴーゴー（轟音），ザーザー（勢いよく流れる音），タイプライター音（カタカタ），ヒューヒュー，シュー
14. 耳鳴の音色は澄んだ音でしたか，それともどちらかというと雑音のような音でしたか？：澄んだ音（ピーなど）　　雑音（ザーなど）　　虫の鳴き声（ジーなど）　　その他＿＿＿＿
15. 耳鳴の音の高さはどうですか？：非常に高い音（高い周波数）　　高い音　　中くらい　　低い音（低い周波数）
16. 最近1か月間で，起きている時間のうち，どのくらいの割合で耳鳴がしていましたか？（例えば，起きている問いつも気になっていた場合は100%，起きていた時間の1/4程度の時間であれば25%としてください）：＿＿＿＿＿＿％（1〜100%のいずれか）
17. 最近1か月間で，起きている時間のうち，どのくらいの割合で耳鳴に悩まされたり，苦痛を感じたり，イライラしたりしましたか？（上記の設問と同様に1〜100%でお答えください）：＿＿＿＿＿＿％（1〜100%のいずれか）
18. 今までに耳鳴に対して何種類の治療を受けられましたか？：なし　　1種類　　2〜5種類　　たくさん
19. 音楽や滝の音のような環境音，シャワーを浴びる時の水の音などで耳鳴は軽減されますか？：はい　　いいえ　　わからない
20. 大きな音を聞いていると耳鳴は悪化しますか？：はい　　いいえ　　わからない
21. 頭や首を動かす（下顎を前に突き出す，歯を食いしばる），腕/手または頭に触れられるなどで耳鳴は変化しますか？：はい　　いいえ
22. 昼寝をすると耳鳴は変化しますか？：耳鳴が悪化する　　耳鳴が軽減する　　影響なし
23. 夜間の睡眠と昼間の耳鳴には関係がありますか？：はい　　いいえ　　わからない
24. ストレスは耳鳴に影響しますか？：耳鳴が悪化　　耳鳴が軽減　　影響なし
25. 耳鳴に影響するような薬はありますか？：薬剤名＿＿＿＿＿＿＿＿＿＿　　影響とその具体的な内容＿＿＿＿＿＿＿＿＿
26. 聞こえ方について支障を感じますか？：はい　　いいえ
27. 補聴器を使用していますか？：右耳　　左耳　　両耳　　使用していない
28. 周囲の人にとっては快適と思われる音が，あなたにとっては音が大きすぎて耐えられないものに感じることがありますか？：ない　　稀にある　　ときどきある　　よくある　　いつも
29. 音を聞くことで痛みを感じたり，身体的な不快感を感じることがありますか？：はい　　いいえ　　わからない
30. 頭痛はありますか？：はい　　いいえ
31. めまいやふらつき感はありますか？：はい　　いいえ
32. 顎関節症などかみ合わせに問題はありますか？：はい　　いいえ
33. 首の痛みはありますか？：はい　　いいえ
34. ほかに痛みを伴う病気がありますか？：はい　　いいえ
35. 現在，精神疾患治療を受けられたことはありますか？：はい　　いいえ

図 1.
日本語版 TSCHQ

3．聴覚検査[3]

純音聴力検査で難聴の有無を確認する．また，聴力型や程度により音響療法などの治療介入の手段が変わってくる．ピッチ・マッチ検査（耳鳴音の高低）は，耳鳴に近似する音（比較音）を被験者に提示し，その中から最も適合する音を選択させ，耳鳴周波数を推定する検査法である．ラウドネス・バランス検査（耳鳴音の大小）は患者の自覚する耳鳴の大きさを聴力レベル（dB HL）や感覚レベル（dB SPL）に置き換える検査である．遮蔽検査

はピッチ・マッチ検査で得られた耳鳴周波数のバンドノイズを提示し，耳鳴を遮蔽できる最小のレベルを求める検査である．これによって耳鳴の大きさを推定する．Residual inhibition 検査はピッチ・マッチ検査で得られた周波数音の純音かバンドノイズを用い，負荷音圧は遮蔽検査で求めた音圧に 10 dB を加えた音圧にて 60 秒間耳鳴を完全にマスキングした後，耳鳴が消失すれば完全 RI 陽性，減弱した場合は不完全 RI 陽性とする．一方，耳鳴が不変か増悪した場合には RI 陰性とする．さらに，遮蔽音停止から耳鳴が自覚的に遮蔽前の大きさに戻るまでの時間を RI 持続時間とする．

4．画像検査[6]

耳鳴を訴える患者の 90% 以上は一次性自覚的耳鳴と考えられるが，稀な疾患も適切な画像検査を行い見落とさないようにしたい．片側性の非拍動性耳鳴で非対称性感音難聴の場合は，MRI 検査で聴神経腫瘍を鑑別する．拍動性耳鳴の鑑別疾患として，グロームス腫瘍，頸動脈異常（狭窄，走行異常），アブミ骨動脈遺残，S 状静脈・横静脈洞異常（狭窄，血栓），硬膜動静脈瘻などが挙げられる．拍動性耳鳴の場合は，CT 血管撮影法または MRI 血管撮像法を検討する．硬膜動静脈瘻が疑われる場合には，血管造影検査を行う．

耳鳴は，自覚的症状であり，確立した客観的な診断手段はまだないが，安静時 fMRI の脳機能画像を用いた診断手法が研究的に始まっている．安静時 fMRI とは，安静時の自発的脳活動に由来する複数の脳領域間の機能的結合の評価を行う手段である．機能的結合とは相互相関解析から有意に同期して活動する神経細胞間の結合をいう．耳鳴患者では，難聴の有無にかかわらず聴覚関連領域間の機能的結合が低下している．このことを利用して，感度 86%，特異度 74% で耳鳴の客観的診断が可能であった[7]．今後は，耳鳴の治療選択や治療効果判定などへの応用が期待される．

耳鳴の治療

慢性耳鳴に対する治療には，「耳鳴そのものに対する治療」と「耳鳴の苦痛に対する治療」の 2 つの考え方がある．耳鳴そのものを消失させる効果のある薬剤や治療方法の高いエビデンスはまだ示されていない．耳鳴患者を治療するにあたり，その患者の困っている点や求めていることを理解し解決することが重要である．耳鳴が何か頭の中の大きな病気の兆候なのではないかと不安に思っている患者も多い．耳鳴の合併症として，脳血管障害や頭蓋内腫瘍などの致死的な病の頻度は低いこと，また実際画像検査などを行い，患者の不安を軽減させるだけで，十分満足する患者も多い．

1．耳鳴の教育的カウンセリング[5]

耳鳴に対する不安が強い場合は特に重要であり，不安や疑問に対応していく．主に以下の内容を，慶應義塾大学が提唱した耳鳴苦痛モデルなどを利用して説明すると良い．

1）耳鳴発生のメカニズム（聴覚視床発火リズム変調）（図 2）[8]

難聴により音の入力が不足することで中枢の音に関する感度が増加し，それにより耳鳴が生じると考えられている．

2）耳鳴変動のメカニズム

周囲の音環境と，患者本人の情動反応や耳鳴への注意により変動する．静寂環境では，耳鳴は大きく感じ，またストレスや疲れ，不眠などでも増悪する．

3）耳鳴苦痛モデル（図 3）[9]

耳鳴を知覚してそれを苦痛なものと感じるには非聴覚野との神経同期がある．脳が耳鳴を過去の記憶や情動により危険な音・注意を要する音と意識する非聴覚野の働きとして "うつ"，"不安"，"注意"，"認知"，"記憶" がある．これら苦痛に感じる脳内の苦痛ネットワークが耳鳴を認知することにより，耳鳴を苦痛に感じるようになると考えられる．

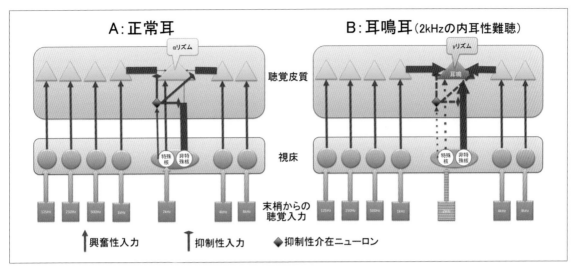

図 2. 聴覚視床発火リズム変調

A：フィードフォワード抑制と側方抑制により聴覚野は α リズム発火と tonotopic localization（周波数局在）を
　維持している

B：末梢からの聴覚情報入力低下により，フィードフォワード抑制と側方抑制が破綻し，視床皮質発火リズム
　変調（γ リズム発火）をきたす．2kHz の内耳性難聴の場合，入力低下した 2kHz 領域の聴覚皮質で γ リズム
　発火が誘発され耳鳴が発生する

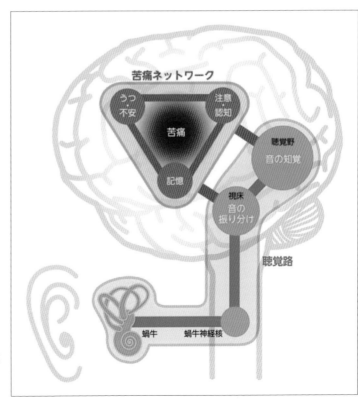

図 3.

耳鳴苦痛モデル

耳鳴を苦痛に感じるメカニズム．発生し
た耳鳴と苦痛を感じる脳の間にネット
ワークが生じると耳鳴が悪化して，心理
的苦痛・生活障害が生じる

4）耳鳴に対する誤解の解消

耳鳴は，頭蓋内疾患などの予兆ではない．耳鳴により難聴が進行するのではない．

5）治療目標

耳鳴による苦痛な状態や症状が軽減すること，耳鳴が日常生活の支障とならないことを目標とする．「耳鳴は治らないから，諦めなさい」という言葉は避けるようにする．耳鳴による苦痛がなく，気にならない状態であれば必ずしも治療を必要としない．耳鳴が消失することはまだ難しいが，耳鳴があっても改善することができることを理解してもらう．

2．音響療法[10]

Tinnitus retraining therapy（TRT）は音響療法と教育的カウンセリングにより成り立っており，順応が起きることで耳鳴に対する苦痛を軽減させる方法である．TRTの音響療法は，音により相対的に耳鳴を感じる強さを減少させ，耳鳴に対する順応を促進させることを目的としている．音響療法の手段は，難聴の程度により変わってくる．無難聴（0〜20 dB）の場合，患者自身で音環境を作ってもらうか，サウンドジェネレーターを使用する．たとえば，就寝前の静かな環境で気になるなど，特定の時間で耳鳴の苦痛度が増す患者では，その時間に音環境を作ってもらう．使用する音としては，「滝の音」などのリラクゼーション音で，長く聞いていても疲れない音を勧めている．日中や移動中も耳鳴が気になる患者では，サウンドジェネレーターを試している．ドイツ，オランダ，スウェーデン，アメリカ各国のガイドラインで難聴を伴う耳鳴には補聴器を勧めており[11)12)]，軽度難聴（20〜40 dB）または中等度難聴（40〜70 dB）では，補聴器を積極的に行っている．補聴器は，聴力補償の考えのもと，必要十分な利得と常用指導に心がけている．耳鳴を主訴に受診する患者の中には，耳鳴が原因で，聞こえが悪いと考えている患者もいるが，難聴により音が入らないことが原因で，耳鳴が発生しているという機序を説明し，補聴器により音を入れることで難聴と耳鳴が改善

することを理解させる．高度難聴（70〜90 dB）以上の場合は，まずは補聴器装用を試すが，補聴器装用効果が十分に上がらない場合は，人工内耳手術も検討する[13)]．片側性高度難聴においても人工内耳手術による耳鳴改善の効果が報告されている[14)]．

3．薬物治療[5]

AAO-HNS ガイドライン[11)]では，薬物治療は推奨しないとされ，ルーチンの抗うつ薬や抗けいれん薬などの投与も勧められない．抗うつ薬に関しては，特にうつ症状を伴う耳鳴患者への効果は期待できる．スルピリド[15)]，セルトラリン[16)]は，プラセボ群と比較して，耳鳴への有効性を認めている．一方，トラゾドンとパロキセチンは，プラセボ群と比較して，耳鳴への有用性を認めていない．

おわりに

耳鳴は，未だ正確な病態や根治治療は見つかっていない疾患の1つといえよう．耳鳴患者の中には，医者に「耳鳴は治らないから，諦めなさい」と言われ，耳鳴の苦痛度がさらに増した症例に出会うことがある．しかしながら，音響療法などの発達により，耳鳴は十分コントロール可能な疾患となってきていると感じている．医者の不用意な言動により患者の不安を増強させ，症状を悪化させるようなことは避けるべきであると考えている．

文　献

1) Erlandsson SI, Hallberg LR：Prediction of quality of life in patients with tinnitus. Br J Audiol, **34**：11-20, 2000.
2) Sila CA, Furlan AJ, Little JR：Pulsatile tinnitus. Stroke, **18**：252-256, 1987.
3) 南　修司郎：耳領域　耳鳴．耳喉頭頸, **91**：306-309, 2019.
4) 新田清一，小川　郁，井上泰宏ほか：耳鳴の心理的苦痛度・生活障害度の評価法に関する検討．Audiol Jpn, **45**：685-691, 2002.
5) 日本聴覚医学会：耳鳴診療ガイドライン2019年版．金原出版, 2019.
6) 南　修司郎：耳鳴・聴覚過敏の他覚的検査法　画像検査法．JOHNS, **35**：27-29, 2019.

7）南　修司郎：聴覚脳機能イメージング　up to date. Otology Jpn, **28**：9-13, 2018.

8）南　修司郎：《耳科領域》　聴力障害と脳機能. 耳喉頭頸, **86**：26-30, 2014.

9）小川　郁：聴覚異常感の病態とその中枢性制御. 日耳鼻会報, **116**：315-318, 2013.

10）南　修司郎：耳鳴の診断と治療. 医学と薬学, **75**：213-217, 2018.

11）Tunkel DE, Bauer CA, Sun GH, et al：Clinical practice guideline：tinnitus. Otolaryngol Head Neck Surg, **151**：S1-S40, 2014.

12）Cima RFF, Mazurek B, Haider H, et al：A multidisciplinary European guideline for tinnitus：diagnostics, assessment, and treatment. HNO, **67**：10-42, 2019.

13）Ramakers GG, van Zon A, Stegeman I, et al：The effect of cochlear implantation on tinnitus in patients with bilateral hearing loss：A systematic review. Laryngoscope, **125**：2584-2592, 2015.
　　Summary　両側感音難聴の人工内耳術後の耳鳴への効果についてのシステマティックレビュー. 耳鳴消失は8〜45％, 耳鳴減弱は25〜72％, 耳鳴不変は0〜36％, 耳鳴増悪は0〜25％と報告している.

14）Blasco MA, Redleaf MI：Cochlear implantation in unilateral sudden deafness improves tinnitus and speech comprehension：meta-analysis and systematic review. Otol Neurotol, **35**：1426-1432, 2014.

15）López González MA, Muratori León ML, Moreno Vaquera J：［Sulpiride as initial treatment in tinnitus retraining therapy］. Acta Otorrinolaringol Esp, **54**：237-241, 2003.
　　Summary　100人の耳鳴患者へのスルピリドとプラセボコントロール調査で, 耳鳴の改善が認められた.

16）Zoger S, Svedlund J, Holgers KM：The effects of sertraline on severe tinnitus suffering—a randomized, double-blind, placebo-controlled study. J Clin Psychopharmacol, **26**：32-39, 2006.
　　Summary　76人の重度耳鳴患者へのセルトラリンとプラセボコントロール調査で, 耳鳴重症度と耳鳴ライドネスの改善が認められた.

耳管の検査と処置
—治療効果を上げるコツ—

中耳・内耳疾患を見逃さない！

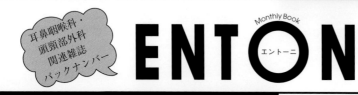

Monthly Book
耳鼻咽喉科・頭頸部外科関連雑誌バックナンバー

ENTⓄNI
エントーニ

編集主幹
本庄　巌　　（京都大学名誉教授）
市川銀一郎（順天堂大学名誉教授）
小林俊光　（仙塩利府病院耳科手術センター長）

老人性難聴への効果的アプローチ

わかりやすい
ANCA 関連血管炎性中耳炎
（OMAAV）
—早期診断と治療—

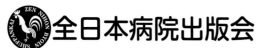
全日本病院出版会　〒113-0033　東京都文京区本郷 3-16-4　Tel：03-5689-5989
www.zenniti.com　　　　　　　　　　　　　　　　　　　　　　Fax：03-5689-8030

MB ENT, 245：25-32, 2020

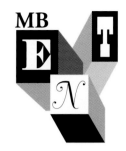

◆特集・私の新しい耳鼻咽喉科診療スタンダード─10～20年前とどう変わったか─

内視鏡耳科手術の進歩

伊藤　吏*

Abstract 耳科手術は従来，耳後切開もしくは耳内切開による顕微鏡下耳科手術(microscopic ear surgery；MES)が行われてきたが，その直線的な光学特性から骨削開による広い術野の確保が必要であり，それでもなお，鼓室洞などの絶対的死角が存在していた．顕微鏡に対し内視鏡は広角な視野を持ち，近接拡大視が可能であるために鼻科領域では4mm内視鏡を用いた内視鏡下副鼻腔手術が以前より一般的となっていたが，近年のビデオシステムの技術革新により耳科領域に適当な細径内視鏡でも高画質な画像を得ることができるようになり，耳科領域でも死角を補うための内視鏡補助下MESや，低侵襲な経外耳道的内視鏡下耳科手術(transcanal endoscopic ear surgery；TEES)が普及してきている．TEESは広角で死角の少ない強拡大の明瞭な視野を得ることができ，さらに耳後切開不要で疼痛も少なく低侵襲な術式である．本稿では中耳疾患に対するTEESとMESの使い分け，TEESを行うための手術機器について説明するとともにTEESの有用性と今後の課題について概説する．

Key words 経外耳道的内視鏡下耳科手術(transcanal endoscopic ear surgery；TEES)，顕微鏡下耳科手術(microscopic ear surgery；MES)，慢性穿孔性中耳炎(chronic otitis media with perforation)，中耳真珠腫(middle ear cholesteatoma)，鼓室形成術(tympanoplasty)，MRI拡散強調画像(diffusion-weighted magnetic resonance image)

はじめに

　耳科手術で用いられている双眼視の手術用顕微鏡は，中耳の複雑な構造を立体的に捉えられることから，耳科手術に必要不可欠な機器として定着している．しかしながら，顕微鏡はその直線的な光学的特性により，観察したい部位の手前に構造物がある場合には奥は死角となってしまうため，明視下に深部の操作を行うためには，大きな皮膚切開や骨削開が必要である．また，十分な骨削開を行っても顕微鏡では死角となってしまう鼓室洞や耳管上陥凹などは真珠腫遺残の好発部位であり顕微鏡下耳科手術(microscopic ear surgery；MES)の課題であったが，このMESの欠点を補うために内視鏡が補助的に使用されるようになっ

た[1]．顕微鏡単独では鼓室洞，耳管上陥凹，耳管鼓室口，下鼓室などの死角部位に真珠腫遺残のリスクが高くなるが，内視鏡を併用することによってこれらの遺残を確認，摘出することが可能となってきている[2][3]．

　一方で，現在我々が経外耳道的内視鏡下耳科手術(transcanal endoscopic ear surgery；TEES)と呼んでいる，すべての手術操作を内視鏡を用いて外耳道から行う耳科手術は1997年にMuaaz Tarabichiによって初めて報告されたが[4]，その当時は副鼻腔手術用の4mm内視鏡に低画質のCCDカメラを組み合わせて手術が行われており，操作性や画質の悪さからTEESが広く普及することはなかった．しかしながら，内視鏡ビデオシステムの技術革新に伴って，2.7mmもしくは3mm

* Ito Tsukasa，〒 990-9585 山形市飯田西 2-2-2　山形大学医学部耳鼻咽喉・頭頸部外科学講座，准教授

の細径内視鏡と full high definition（Full HD）の CCD カメラおよび Full HD モニターが利用可能になると，TEES が広く採用されるようになり[5]，本邦でも急速に普及してきている[6]~[11]．TEES は鼓膜・中耳病変に対する生理的な経路である外耳道からアプローチする術式で，耳後切開や術後の圧迫固定が不要で術後疼痛も軽度であり[12]，早期から日常生活への復帰が可能な低侵襲手術である．また，TEES では広角な視野を持つ内視鏡を対象に接近させ，さらに斜視鏡を組み合わせて観察することで，死角の少ない明瞭で拡大した術野を得ることができるというメリットがある．しかしながら，TEES は狭い外耳道を経由する keyhole surgery であり，原則として one-handed surgery であるため，MES とは異なる手術機器や手術手技が必要であり[13]，本稿では TEES と MES の使い分けを決定するために必要な術前評価や手術を円滑に進めるための手術機器について解説する．

TEES の適応決定

TEES は中耳疾患全般に対して可能な術式と考えられるが，その適応疾患については耳科手術の経験数，TEES 用手術機器の有無，術前画像検査のためのモダリティーの有無などにより，大きく初級，中級，上級の3段階に分類することできる．

初級編としては，鼓膜切開術，鼓膜チューブ挿入術，慢性穿孔性中耳炎に対する接着法[8]がある．これらの手術は MES でも原則として片手操作であり，特殊な手術器具も必要とせず，出血も少ないため，経外耳道的な内視鏡操作に慣れるために適当な手術である．内視鏡の安定した保持や外耳道への挿入方法，外耳道皮膚を傷つけずに内視鏡と手術器具を共存させながらの手術操作などを習得することができる．

中級編として，慢性穿孔性中耳炎に対する鼓室形成術[8][14]，中耳奇形[15]，術前 CT で乳突洞や乳突蜂巣に陰影のない中耳真珠腫 Stage I などがある．MES では両手操作で手術を行う疾患である

が，TEES では原則片手操作となるため難易度が上がる．内耳障害を起こさないための愛護的な耳小骨の操作，鼓索神経の処理，遺残させないための真珠腫母膜の連続的な剥離操作，適切な材料を用いた耳小骨連鎖再建など，手術操作の原則は MES も TEES も同様であり，両手操作の MES で手術手技の基本を学んだあとに TEES を行うことが望ましい．

上級編としては Stage II 以上の中耳真珠腫，鼓室硬化症，耳硬化症[7]などがある．術前 CT で乳突部に陰影のある中耳真珠腫では，乳突部の病変が真珠腫本体なのか肉芽なのか貯留液なのかを判別するために MRI の non-EPI 拡散強調画像を用いた真珠腫進展範囲の評価が必須である．当科では non-EPI 拡散強調画像の信号強度をカラー化し，MR cisternography と重ね合わせた CMFI（color mapped fusion image）を撮影し[16]，さらに特殊な症例では CMFI に CT 画像を重ね合わせて[17]，中耳病変の質的診断に加えて真珠腫の解剖学的進展範囲を評価している．CMFI で真珠腫の進展範囲が"乳突洞"までであれば powered instrument を用いて transcanal attico-antrostomy を併用する Powered TEES[6][18][19]で対応可能であるが，真珠腫が"乳突蜂巣"まで進展している場合には，MES による外耳道後壁保存型乳突削開術と TEES を併用する Dual Approach[13][20]での対応が必要となる（図1）．また，真珠腫鑑別のための術前 MRI で乳突部に T1 高信号の病変を認めた場合にはコレステリン肉芽腫が疑われるため，この場合も Dual Approach の適応を検討する．

中耳真珠腫や鼓室硬化症では易出血性の炎症性肉芽を伴うことが多く，吸引嘴管を同時に使用できない TEES ではエピネフィリン含浸綿球を用いた出血のコントロールが必要となる．さらに，耳硬化症に対するアブミ骨手術を片手操作で行うためには，MES での経験に加え，種々の工夫を行うことによって TEES による明視下の安全な手術が可能となる[21]．

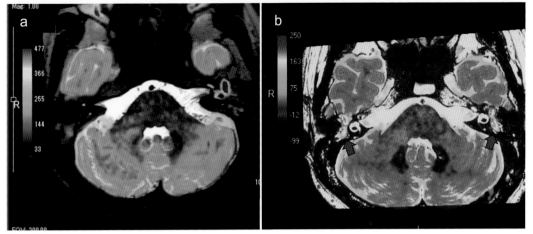

図 1. MRI(CMFI)による真珠腫進展範囲の術前評価

中耳真珠腫に対する Powered TEES の適応を決定するためには，術前 MRI による進展度評価が必須である．CMFI では拡散強調の高信号を赤で表現しているが(矢印)，a に示す左耳真珠腫は乳突洞までで留まっており，Powered TEES の適応である．b に示す両側真珠腫はともに乳突蜂巣まで進展しており，MES による外耳道後壁保存型乳突削開術と TEES を組み合わせた Dual Approach が必要となる

TEES のための手術機器

1．内視鏡ビデオシステム

TEES は前述したように keyhole surgery かつ one-handed surgery であるため，従来の MES とは異なる手術機器が必要となる[22]．当科では，KARL STORZ 社の直径 2.7 mm，有効長 18 cm，0 度・30 度の硬性鏡に Full HD の 3CCD カメラと 26 インチモニターを組み合わせて TEES を施行している(図 2)．近年では鼻副鼻腔手術において 4K 内視鏡の有用性が報告されているが，ごく狭い範囲で内視鏡を近接して行う TEES で 4K システムを利用する際には，硬性鏡との相性や被写界深度の差，オートフォーカスの有無などメーカーによる仕様の違いがあり，TEES で 4K のメリットを発揮できる場合とそうでない場合がある．今後，4K 内視鏡システムを新規導入する際には詳細な比較検討が望ましい．また，2018 年に行った TEES に関するアンケート調査では，SD 画質の内視鏡で TEES を行っている施設も散見されたが[23]，TEES を安全に行うためには HD 以上の高画質システムが理想である．耳鼻咽喉科で使用される内視鏡には直径 3 mm や 4 mm のものあり，海外では 3 mm[24]や 4 mm[3]内視鏡も TEES でよく使用されているが，日本人を含む東アジア人では直径 2.7 mm の内視鏡を用いることで外耳道径の

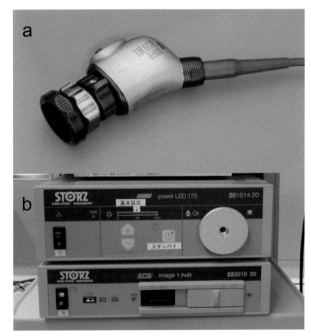

図 2. TEES 用ビデオシステム
当科では光学ズーム付きの full HD 3CCD カメラ(a)に発熱の少ない LED 光源(b)を用いて TEES を行っている

小さい小児例でも手術が可能であると考えられ[9)25)]，さらに 2.7 mm 内視鏡の 18 cm の有効長は powered instrument を操作するスペースも確保できる．45 度の内視鏡も有効ではあるが，KARL STORZ 社の 2.7 mm および 3 mm 内視鏡の視野角は 70 度であり，30 度内視鏡では内視鏡の先端

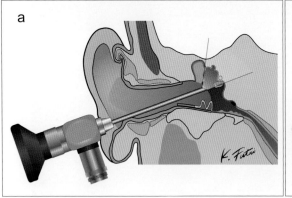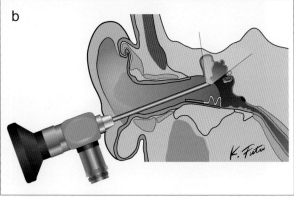

図 3. 30 度内視鏡と 45 度内視鏡の視野の違い
30 度内視鏡では内視鏡の先端方向を確認しながら挿入することができるが(a)，45 度内視鏡では内視鏡の
挿入方向は死角となり(b)，深部への挿入はアブミ骨や露出した顔面神経を損傷させる危険性がある

方向を確認しながら挿入できるのに対し(図 3-a)，45 度内視鏡では内視鏡の挿入方向が死角となってしまう(図 3-b)．よって鼓室洞や前鼓室，上鼓室を確認するために 45 度内視鏡を不用意に挿入すると，内視鏡の先端でアブミ骨や露出した顔面神経を損傷する危険性があるため，取扱いには十分な注意が必要である．筆者らの経験では，0 度および 30 度内視鏡でほとんどの TEES は完遂でき，30 度内視鏡でも確認できない乳突部の病変は MES の適応と考えるべきあろう．内視鏡と組み合わせる光源には，従来型のキセノンと LED (図 2)があるが，キセノン光源では熱による内耳障害や熱傷のリスクがあるのに対し[26]，LED 光源は温度上昇による組織障害を予防できるため TEES に有用である[27][28]．さらに，TEES では安定した内視鏡の保持を行うための左腕用肘置き(図 4-a)が有用であり，不測の事態に備えて顕微鏡も常時スタンバイとする．

2．TEES 用の鋼製器具

　TEES では広角な視野をもつ内視鏡を対象に接近させて用いるため，後鼓室，下鼓室，前鼓室など従来の顕微鏡では観察が難しい凹んだ部位も確認することが可能である．さらに，powered instrument を用いて transcanal attico-antrostomy を行えば，経外耳道的に上鼓室天蓋や乳突洞まで観察可能となる．しかしながら，従来の手術器具ではこれら深部の病変には先端が届かず，TEES で深部を操作するためには先の弯曲した吸

引管や剝離子などが必要となる(図 4-b，c)．また，TEES では顕微鏡下手術よりも強拡大の視野で観察可能であり，より繊細な操作を行うために先端が極小の鉗子や剪刀を準備する．さらに，片手操作で薄い組織を操作するためには先端がダイヤモンドコーティングされ把持力を高めた鉗子(図 4-d)も有効である．

3．Powered TEES のセットアップ

　上鼓室天蓋や乳突洞へ進展した真珠腫への TEES を行うためには，超音波骨削開器やカーブバーを用いた transcanal attico-antrostomy を行い，最小限の骨削開で乳突洞までアプローチを行う Powered TEES[6][18][19]の適応となる．超音波骨削開器 Sonopet(Stryker)は 1 台で洗浄・吸引・骨削開の 3 役を併せ持った手術機器(図 5-a)であり，片手での操作が可能である．TEES では内視鏡と干渉しないストレートハンドピース(25MS)に 1.9 mm 幅のチップ(H101)を組み合わせて使用する．Sonopet のチップは 25 kHz で縦方向およびねじれ方向に振動し(図 5-b)，軟部組織を巻き込むことなく効率的に骨削開を行うことができ，カッティングバーの代わりとして外側の粗い骨削開を担当する(図 5-c)．Sonopet を用いて側頭骨削開を行ったときの頭蓋骨振動は，従来のドリルによる骨削開で生じる頭蓋骨振動よりも小さく，この結果から Sonopet を用いた耳科手術における内耳障害の危険性は低いと考えられる[18]．Transcanal attico-antrostomy において内側の骨堤を繊細に

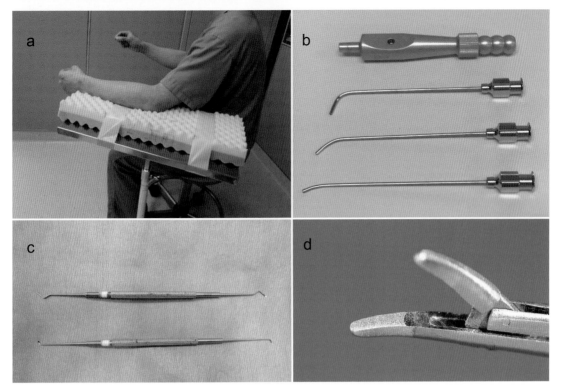

図 4．TEES に必要な手術機器
a：内視鏡を保持する左腕を安定させるための手台
b：曲がり吸引管（弱弯，中弯，強弯，第一医科）
c：各種剥離子（KARL STORZ）
d：把持力の強いダイヤモンドコーティング鉗子（左向，第一医科）

削開する際には 2 mm のコースダイヤモンドカーブバー（Medtronic）を用いる．カーブバーは適度な弯曲を持っているため keyhole surgery である TEES に適しており，さらに回転するシャフトがシースで被われているため（図 6-a），軟部組織の巻き込みも少ない．カーブバーは Sonopet と異なり洗浄や吸引を備えていないため，助手による洗浄と術者によるカーブバーを用いた骨削開と吸引を交互に行い，明瞭な術野で安全な骨削開を心がける必要がある．内視鏡にエンドスクラブシースを取り付けて，常に洗浄液を灌流しながら水中で骨削開を行う under water 法も明瞭な視野を得るためには有用であるが[11]，真珠腫母膜が表面に現れた状態で強い灌流下に under water 法を行うと母膜がちぎれて乳突部末梢まで播種してしまうリスクがあり，真珠腫手術では母膜が見えた時点で under water 法は控えるべきである．Sonopet やカーブバーで attico-antrostomy を行う際には，

安全を確保するために最内側部に薄い骨堤を残しながら骨削開を行うが（図 6-b），最後に薄い骨堤をノミで落として真珠腫の全体像を確認してから，母膜の剥離操作を行う．

以上に示した Powered TEES は上級者向けの手術手技であり，手術専門書や講習会参加による学習，手術見学などを重ねたうえで取り組むのが望ましいと考える．

まとめ

TEES では死角の少ない明瞭な視野で確実な手術操作が可能であり，さらには耳後切開不要で低侵襲な術式である．TEES のメリットと限界を十分理解したうえで，術者の技量や経験数，準備できる手術機器にあわせながら段階的に TEES の手技を習得することで，中耳疾患で悩む症例に低侵襲で安全・確実な医療を提供することが可能となる．

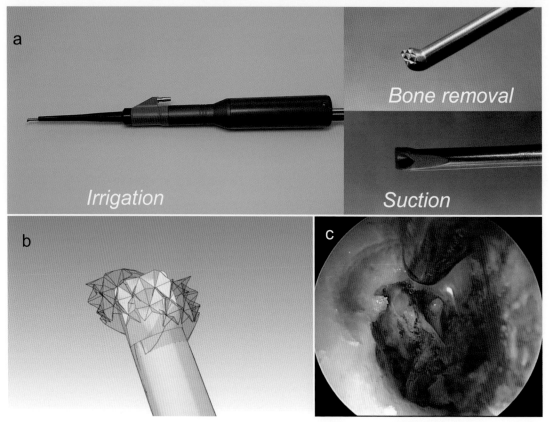

図 5. 超音波骨削開器　Sonopet

a：Sonopet（Stryker）は 1 台で骨削開，洗浄，吸引の 3 役をこなし，片手操作で骨削開が可能

b：チップは 25 kHz で縦方向およびねじれ方向に振動し，軟部組織を巻き込むことなく，効率的に骨削開を行うことができる

c：Transcanal attico-antrostomy において外側の骨削開を担当する．この際，安全を確保するために内側には骨堤を残す

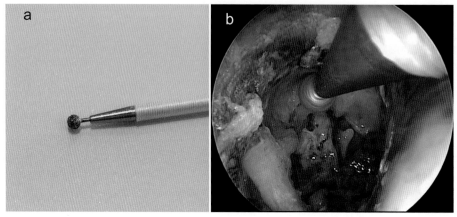

図 6. カーブバー

a：カーブバー（Medtronic）は回転するバーのシャフトがシースで被われているため軟部組織の巻き込みが少ない

b：Sonopet による骨削開のあとに，カーブバーで最内側部に薄い骨堤を残しながら繊細な骨削開を追加する．最後に薄い骨堤をノミで落として真珠腫の全体像を確認してから，母膜の剝離操作に移る

TEESには克服すべきいくつかの課題が残っているが，超高解像度の4K・8K内視鏡システムや3D内視鏡の開発，画像処理技術の進歩，片手操作用の鋼製手術器具やpowered deviseの開発，内視鏡保持をサポートする手術支援ロボットなど，TEES関連の技術革新はめざましく，今後はさらなるTEESの普及や適応拡大が期待される．

文　献

1) Thomassin JM, Korchia D, Doris JM：Endoscopic-guided otosurgery in the prevention of residual cholesteatomas. Laryngoscope, **103**：939-943, 1993.

2) Badr-el-Dine M：Value of ear endoscopy in cholesteatoma surgery. Otol Neurotol, **23**：631-635, 2002.

3) Presutti L, Marchioni D, Mattioli F, et al：Endoscopic Management of Acquired Cholesteatoma：Our Experience. J Otolaryngol Head Neck Surg, **37**：481-487, 2008.

4) Tarabichi M：Endoscopic management of acquired cholesteatoma. Am J Otol, **18**：544-549, 1997.

5) Marchioni D, Mattioli F, Alicandri-Ciufelli M, et al：Transcanal endoscopic approach to the sinus tympani：a clinical report. Otol Neurotol, **30**：758-765, 2009.

6) Kakehata S, Watanabe T, Ito T, et al：Extension of indications for transcanal endoscopic ear surgery using an ultrasonic bone curette for cholesteatomas. Otol Neurotol, **35**：101-107, 2014.
Summary 中耳真珠腫に対するTEESにおいて，超音波手術器によるtranscanal attico-antrostomyを採用することにより，これまではTEESで対応困難であった乳突洞進展例も治療可能となった．

7) Kojima H, Komori M, Chikazawa S, et al：Comparison between endoscopic and microscopic stapes surgery. Laryngoscope, **124**：266-271, 2014.

8) Furukawa T, Watanabe T, Ito T, et al：Feasibility and advantages of transcanal endoscopic myringoplasty. Otol Neurotol, **35**：e140-145, 2014.
Summary 慢性穿孔性中耳炎症例25例のうち，顕微鏡下では5例で外耳道の弯曲により鼓膜穿孔の全体像を観察できなかったがTEESでは全例穿孔縁を明視下におくことができ，慢性穿孔性中耳炎に対するTEESの有用性が報告された．

9) Ito T, Kubota T, Watanabe T, et al：Transcanal endoscopic ear surgery for pediatric population with a narrow external auditory canal. Int J Pediatr Otorhinolaryngol, **79**：2265-2269, 2015.

10) Kobayashi T, Gyo K, Komori M, et al：Efficacy and Safety of Transcanal Endoscopic Ear Surgery for Congenital Cholesteatomas：A Preliminary Report. Otol Neurotol, **36**：1644-1650, 2015.

11) Nishiike S, Oshima K, Imai T, et al：A novel endoscopic hydro-mastoidectomy technique for transcanal endoscopic ear surgery. J Laryngol Otol, **133**：248-250, 2019.

12) Kakehata S, Furukawa T, Ito T, et al：Comparison of Postoperative Pain in Patients Following Transcanal Endoscopic Versus Microscopic Ear Surgery. Otol Neurotol, **39**：847-853, 2018.

13) 欠畑誠治，二井一則：TEES［経外耳道的内視鏡下耳科手術］手技アトラス：導入・基本手技からアドバンスまで. 中山書店, 2018.

14) Ayache S：Cartilaginous myringoplasty：the endoscopic transcanal procedure. Eur Arch Otorhinolaryngol, **270**：853-860, 2013.

15) Ito T, Kubota T, Furukawa T, et al：Transcanal Endoscopic Ear Surgery for Congenital Middle Ear Anomalies. Otol Neurotol, **40**：1299-1305, 2019.

16) Watanabe T, Ito T, Furukawa T, et al：The Efficacy of Color Mapped Fusion Images in the Diagnosis and Treatment of Cholesteatoma Using Transcanal Endoscopic Ear Surgery. Otol Neurotol, **36**：763-768, 2015.
Summary 中耳真珠腫の精密検査として，MRI拡散強調画像の信号強度をカラー化した画像にMR cisternographyを重ね合わせたCMFI(color mapped fusion image)を用いることで，真珠腫の有無のみならず，術前検査としての真珠腫の局在診断にも有効であった．

17) Watanabe T, Ito T, Furukawa T, et al：The

Efficacy of Color-Mapped Diffusion-Weighted Images Combined With CT in the Diagnosis and Treatment of Cholesteatoma Using Transcanal Endoscopic Ear Surgery. Otol Neurotol, **36**：1663-1668, 2015.

18）Ito T, Mochizuki H, Watanabe T, et al：Safety of ultrasonic bone curette in ear surgery by measuring skull bone vibrations. Otol Neurotol, **35**：e135-139, 2014.

19）Ito T, Kubota T, Furukawa T, et al：The Role of Powered Surgical Instruments in Ear Surgery：An Acoustical Blessing or a Curse? Applied Sciences-Basel, **9**：765-780, 2019.

20）Kakehata S, Ito T：The TEES Lineup：Nonpowered TEES, Powered TEES, and the Dual MES/TEES Approach.(ed by Kakehata S, Ito T, Yamauchi D)：5-17, Innovations in Endoscopic Ear Surgery. Springer Singapore, Singapore, 2019.

21）浅野敬史，伊藤　吏，窪田俊憲ほか：当科における経外耳道的内視鏡下アブミ骨手術の工夫と術後成績．Otol Jpn, **29**：52-57, 2019.

22）Ito T, Kakehata S：Setup and Safety of Powered TEES.(ed by Kakehata S, Ito T, Yamauchi D)：19-31, Innovations in Endoscopic Ear Surgery. Springer Singapore, Singapore, 2019.

23）伊藤　吏，欠畑誠治，小島博己ほか：内視鏡下耳科手術ワーキング報告　経外耳道的内視鏡耳科手術（TEES）に関するアンケート調査2018. Otol Jpn, **29**：259-266, 2019.

24）Cohen MS, Landegger LD, Kozin ED, et al：Pediatric endoscopic ear surgery in clinical practice：Lessons learned and early outcomes. Laryngoscope, **126**：732-738, 2016.

25）Sun WH, Kuo CL, Huang TC：The anatomic applicability of transcanal endoscopic ear surgery in children. Int J Pediatr Otorhinolaryngol, **105**：118-122, 2018.

26）MacKeith SA, Frampton S, Pothier DD：Thermal properties of operative endoscopes used in otorhinolaryngology. J Laryngol Otol, **122**：711-714, 2008.

27）Ito T, Kubota T, Takagi A, et al：Safety of heat generated by endoscope light sources in simulated transcanal endoscopic ear surgery. Auris Nasus Larynx, **43**：501-506, 2016.

28）Kozin ED, Lehmann A, Carter M, et al：Thermal effects of endoscopy in a human temporal bone model：implications for endoscopic ear surgery. Laryngoscope, **124**：E332-339, 2014.

MB ENT, 245：33-40, 2020

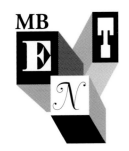

◆特集・私の新しい耳鼻咽喉科診療スタンダード―10～20年前とどう変わったか―
前庭疾患の診断の進歩

伊藤妙子*

Abstract 社会の高齢化に伴い，めまい平衡障害を訴える患者は増加傾向にある．めまいは主観的な症状であるため診断に苦慮することも多い．しかし，平衡機能検査の進歩に伴い，内耳の部位別に障害の評価が可能となった．蝸牛，聴覚路は純音聴力検査や聴性脳幹反応により評価できる．半規管のうち外側半規管は古くから温度刺激検査で異常が検出できたが，video Head Impulse Test(vHIT)の開発によりすべての半規管が各々に評価できるようになった．耳石器系は前庭誘発筋電図(VEMP)により評価可能である(球形嚢は cervical VEMP，卵形嚢は ocular VEMP)．また，上前庭神経の評価には元来，温度刺激検査が用いられるが，vHIT でも低侵襲に評価が可能である．加えて下前庭神経の異常は検出が難しいこともあったが，vHIT や cervical VEMP による検査が可能となり，下前庭神経炎という概念も出現した．めまい症状の原因となっている障害部位を正確にとらえることで的確な診断，適切な治療が可能となり，めまい平衡障害の克服につながる．

Key words めまい平衡障害(vestibular disorder)，平衡機能検査(equilibrium test)，video Head Impulse Test(vHIT)，前庭誘発筋電図(VEMP)，自覚的視性垂直位(SVV)，内耳造影 MRI

はじめに

社会の高齢化を反映して，めまいを訴える患者は増加してきている．23.2％の人が1回以上のめまいを経験する[1]とされているが，60歳以上では30.0％が85歳以上では50.0％の人がめまいを経験[2]しており，高齢になるにしたがってその有病率は上昇する．めまいは主観的な症状であり患者の訴えも曖昧になりがちで病態の把握が困難となることも多い．しかし，近年では前庭系を詳細に評価できる平衡機能検査が広まりつつある．本稿では内耳，前庭系の部位別に異常を検出する検査を紹介する．

内耳の解剖

内耳は聴覚を司る蝸牛と平衡覚を司る前庭系で構成されている．蝸牛は2回転半のラセン状構造をしている．内部は上から順番に，前庭階，中央階，鼓室階と呼ばれ，それぞれ Reissner 膜，基底膜で区切られる．中央階には有毛細胞を有するコルチ器が存在する．前庭階と鼓室階は外リンパ液，中央階は内リンパ液と組成の異なる液で満たされている．音が外耳道に入り鼓膜から耳小骨に伝わると，基底膜が振動し有毛細胞の脱分極，蝸牛神経の興奮が引き起こされ，中枢へと聴覚情報が伝達される．前庭系は耳石器と三半規管からなる．耳石器には半規管に近い卵形嚢と蝸牛に近い球形嚢があり，それぞれ水平，垂直の関係にある．感覚毛をもつ感覚細胞の上にある耳石器膜の上には耳石が存在し，水平・重力加速度が加わると耳石がずれて感覚毛が刺激され中枢へと情報が伝達される．三半規管は互いに90°交差した3つの半規管(前，外側，後)で構成される．半規管には膨大部と呼ばれる膨らみがあり感覚毛を有する感覚

＊ Ito Taeko，〒634-8522 奈良県橿原市四条町840　奈良県立医科大学耳鼻咽喉・頭頸部外科

細胞が存在している．感覚細胞の上にはクプラが存在し，半規管に角加速度が加わると内リンパ流動が起こりクプラが変位することで感覚細胞が刺激され中枢へ情報が伝達される．前庭系は前庭神経を介して中枢へ情報が伝えられるが，前庭神経は上前庭神経と下前庭神経に分けられる．上前庭神経は前，外側半規管と卵形嚢由来の求心線維からなり，下前庭神経は後半規管由来の求心線維と球形嚢由来の求心線維で構成される．また，卵形嚢，球形嚢の膜迷路からは内リンパ管と呼ばれる管が伸びており内リンパ嚢へとつながっている．内リンパ嚢では主に内リンパを吸収し内リンパの恒常性を保つ役割がある．

めまいの検査

1．聴覚検査

1）純音聴力検査

【鑑別できるめまい疾患例】 突発性難聴，メニエール病，中耳炎（真珠腫性中耳炎など），耳硬化症など

日本工業規格 JIS T1201-1 オージオメータの規格を満たした検査機器を使用する．

気導閾値，骨導閾値を測定し，難聴（伝音，感音，混合性）の有無を診断する．同時に聴力像（低音障害型，水平型，高音障害急墜型など）にも注目する．例えば，メニエール病では低音域の聴力変動が起こりやすい．真珠腫性中耳炎では気骨導差が大きくなり耳硬化症では stiffness curve や Carhart's notch がみられるという特徴がある．

2）蝸電図

【鑑別できるめまい疾患例】 メニエール病，遅発性内リンパ水腫などの内リンパ水腫関連疾患

蝸牛に入力された音刺激により誘発される電位を記録する．銀ボール電極などを外耳道または鼓膜に置いて記録を行う鼓室外誘導法と，鼓膜を穿通し針電極を鼓室岬角に置いて記録を行う鼓室内誘導法がある．記録される電位は内有毛細胞由来と考えられている蝸牛マイクロフォン電位（CM）と外有毛細胞由来とされている加重電位（SP），内

有毛細胞と連絡する放射線維の活動電位と考えられている蝸牛神経複合活動電位（AP）がある．クリック音を用いた蝸電図の測定では，内リンパ水腫が存在する場合，陰性 SP と AP の振幅比（－SP/AP）が健常者と比べて増大する．誘導法，刺激音の種類，音圧などの測定条件によって－SP/AP の値は異なるため，各施設で正常範囲の基準を設ける必要がある．当科では健常者20人の結果から－SP/AP＞0.37 の場合，内リンパ水腫の存在を疑うとしている．高度難聴の場合は電位が記録できず検査が困難であるという難点がある．

3）聴性脳幹反応（ABR）

【鑑別できるめまい疾患例】 聴神経腫瘍，機能性難聴など

刺激には主にクリック音が使用される．音刺激により蝸牛から中枢へ至る聴覚経路で生じた神経活動を頭皮上より記録した誘発電位である．潜時の短いものからⅠから順に番号がつけられている．伝導経路に障害があれば波形の消失や潜時の延長がみられる．例えば，聴神経腫瘍であればⅠ～Ⅴ波間の潜時の延長，波形の消失がみられ，心因の影響が強い場合は ABR と純音聴力検査の結果に乖離が起こることがある．

2．平衡機能検査

1）眼振検査

【評価部位】 前庭系

【鑑別できるめまい疾患例】 前庭神経炎，メニエール病，BPPV，中枢性めまいなど

古くからフレンツェル眼鏡を装着し眼球運動が観察されていたが，近年は赤外線 CCD 眼鏡を用いて観察することが多い．赤外線 CCD 眼鏡はフレンツェル眼鏡よりもはっきりと眼球運動を観察することができ，異常検出率も高い．

（1）自発眼振

自発眼振は左右の前庭系の不均衡により生じる．赤外線 CCD 眼鏡またはフレンツェル眼鏡を装着した場合に，裸眼と比較して眼振が増強した場合は末梢性を考える．例えば，前庭神経炎の場合は一般的に健側向きの眼振が観察される．一

方，メニエール病の場合は内耳環境の影響を受けるため自発眼振の方向は観察の時期により変化する．

（2）注視眼振

患者の眼前 50 cm に指標を提示し両眼で注視させる．その後，両眼視のままで正面から左右 30°，上下 30° に指標を動かしそれぞれを 30 秒以上注視させる．30° 以上離れた点を注視させた場合，生理的な眼振（極位眼振）が出現するので注意する．左右どちらの方向を注視しても定方向性の眼振（Ⅲ度）がみられる場合は，まず前庭神経炎などの急性末梢前庭障害を疑う．眼振の方向と正中で定方向性の眼振（Ⅱ度）の場合も末梢前庭障害のことが多いが一側小脳障害などの中枢性のこともある．正面視で垂直性眼振がみられた場合は，中枢性の可能性を疑う．下眼瞼方向は Arnold-Chiari 奇形や脊髄小脳変性症のことがあり上眼瞼方向は Wernicke 脳症などのことがある．しかし，垂直半規管系の障害からも垂直性眼振は出現しうるので 100％中枢性と考えてはならない．その他，特徴的な眼振としては Bruns 眼振がある．この眼振は聴神経腫瘍などの腫瘍が脳幹を圧迫した場合に観察され，患側方向の注視により振幅が大きく頻度が低い眼振（注視麻痺性眼振）が，健側方向の注視により振幅が小さく頻度が高い眼振（前庭性眼振）が生じる．

（3）頭位眼振

仰臥位または座位で眼振を観察する．頭部は両手で軽く支え，3〜5 秒程度かけゆっくりと動かすことで動的な影響が及ばないように注意する．定方向性の眼振であれば末梢前庭や小脳，脳幹の片側性の病態を考える．方向交代性向地性眼振が観察できれば半規管結石による外側半規管型 BPPV であることが多い．一般に潜時があり同じ頭位を持続すると減衰するが，潜時や減衰がみられない場合は中枢性のこともあるので注意が必要である．方向交代性背地性眼振の場合は，まずクプラ結石による外側半規管型 BPPV を考える．

（4）頭位変換眼振

Dix-Hallpike 法は後半規管型 BPPV の診断に有用である．患者をベッドに座らせて頭部を左右どちらか 45° に捻転する．頭部の角度を維持したまま右下または左下懸垂頭位に急速に頭位を変換し眼振を観察する．眼振が消失するのを待ち，懸垂頭位から座位に再び急速に頭位を変換する．後半規管型 BPPV であれば，潜時を伴う方向交代性回旋性眼振が出現する．Stenger 法は頸部を捻転せずに座位から懸垂頭位に急速に頭位変換し，その後，懸垂頭位から座位に急速に頭位変換する．この方法では左右の垂直半規管を同時に刺激しており，健常者では頭位変換後の眼振がみられることはない．これは前庭系に対する小脳からの抑制機構が働いているためであるが，小脳の異常によりこの抑制機構が破綻した場合に垂直性眼振がみられる．すなわち，Stenger 法で垂直性眼振が観察された場合は小脳や脳幹の障害を考える．

（5）頭振後眼振

反復する左右，上下の正弦波様頭部運動による刺激を頭部に加えたあとに出現する眼振を観察する．左右 45°，上下 45° を 10 秒間に 20 回の速さを目安とする．頭部を振ると速度情報が中枢前庭の速度蓄積機構に蓄積された後，眼振として出力される．潜在性の眼振を検出することができ，両側末梢前庭の不均衡や中枢前庭障害のスクリーニングが可能となる．一般に末梢性前庭疾患であれば健側向きの眼振が出現することが多い，一方，メニエール病の場合は二相性眼振の第 1 相が患側向きに観察されることがある．

2）半規管系

（1）温度刺激検査

【評価部位】 外側半規管，上前庭神経

【鑑別できるめまい疾患例】 （上）前庭神経炎，前庭障害など

温度刺激検査は 1914 年 Robert Bárány がノーベル生理学・医学賞を受賞した業績の 1 つ[3]であり，現在でも広く行われている．温度刺激により生じる内リンパ流動が，刺激側の外側半規管に低

周波の回転刺激を与えた場合と同じ効果を生じさ
せる.

　被験者を仰臥位にし，枕を用いて head up 30°
になるようにする．この体位では外側半規管が
ベッドに垂直となるため最も適切な刺激ができ
る．眼球運動は電気眼振計（ENG）や赤外線 CCD
カメラまたはフレンツェル眼鏡を用いて観察す
る．ENG と赤外線 CCD カメラを用いた場合は最
大緩徐相速度を指標とし，フレンツェル眼鏡を用
いた場合は眼振の持続時間を指標とする.

① 冷温交互刺激検査

　本方法が国際標準的な方法である．体温 ±7℃
（44℃と 30℃）の温水または冷水 50 ml を 20 秒間
で外耳道から注水する．Jongkees の式から CP
（%）を算出し，CP（%）が 20% 以上となった場合
に前庭障害と診断する.

$$\text{Jongkees の式}：CP（\%）= \frac{|(RC+RW) - (LC+LW)|}{RC+RW+LC+LW} \times 100$$

RC：右冷水刺激時，RW：右温水刺激時，LC：
左冷水刺激時，LW：左温水刺激時の最大緩徐相
速度または眼振持続時間

② 少量注水法（20℃，5 ml，20 秒法）

　被験者への負担が少ないことから日本でよく用
いられている方法であるが，海外からの報告はあ
まりない.

　20℃の冷水 5 ml を 20 秒間で外耳道に注水する．
ENG を用いて最大緩徐相速度を算出し CP を判定
する.

＜判定基準＞

正常：最大緩徐相速度 ≧20°/秒
CP 疑い：10°/秒 ≦最大緩徐相速度＜20°/秒
中等度 CP：最大緩徐相速度 ≦10°/秒
高度 CP：無反応
自発眼振がある場合は，自発眼振の方向と速度
で最大緩徐相速度を補正する必要がある.

③ エアーカロリック検査

　温度刺激検査で外耳道への注水は医師が行う必
要がある．しかし，温風や冷風を外耳道に送気す
るエアーカロリック検査は臨床検査技師でも施行
可能である．エアーカロリック検査にも冷温交互
刺激法と冷風刺激法がある．冷温交互法では 26℃
以下の冷風または 46℃ 以上の温風を 60 秒間外耳
道に送風し刺激する．判定は温水と冷水を使用し
た冷温交互刺激検査と同じ CP（%）の基準を用い
て行う．冷風刺激法では 15℃ 以下の冷風を 60 秒
間外耳道に送風し刺激する．判定は冷水を用いた
少量注水法と同じ最大緩徐相速度を用いた基準で
行う.

（2）video Head Impulse Test（vHIT）

【評価部位】　前・外側・後半規管，上・下前庭
神経

【鑑別できるめまい疾患例】　（上・下）前庭神経
炎，前庭障害

　Head Impulse Test（HIT）は被験者に一点を凝
視させたうえで頭部を左右に急速に回転させ前庭
動眼反射（vestibulo-ocular reflex；VOR）の障害
の有無を調べる検査である．外側半規管系に障害
がない場合，VOR が正常に働き被験者は一点を
固視することができるが，VOR の障害がある場
合，障害側に頭部を回転させると被験者は一点を
固視することができなくなる．しかし，被験者は
固視しようとするために遅れた眼球運動（catch-
up saccade；CUS）が観察される．この CUS が観
察された場合に半規管障害があると判断する．こ
の方法は特別な道具を必要とせずベッドサイドで
半規管障害を検出することができる簡便な検査で
ある．近年この HIT をカメラとジャイロセンサー
を用いて定量的に評価する方法（video Head
Impulse Test；vHIT）が広まりつつある．カメラ
で眼球運動を捕捉するのと同時にジャイロセン
サーで頭部の動きも把握し，定量的に VOR gain
が計測できる.

　検査中は被験者の後ろに立ち，ゴーグルのバン
ドに手が触れないように気を付けながら側頭部ま
たは下顎を両手で支え素早く左右にランダムにふ
る．刺激速度は 150°/秒を目安とする.

<判定基準>

vHIT の正常値(gain)は外側半規管では 0.8 以上，垂直半規管では 0.7 以上を目安とし，正常値より小さい場合を半規管麻痺(前庭障害)と判断する．また，大きく再現性のある CUS も半規管障害を示唆する所見である．CUS には頭部回転運動後に観察できる overt saccade と頭部回転中に出現する covert saccade がある．上前庭神経障害(炎)では前半規管や外側半規管刺激で，下前庭神経障害(炎)は後半規管刺激で異常が出現することが多い．

温度刺激検査と vHIT の違い

温度刺激検査も vHIT もともに半規管機能を評価する検査である．両検査の違いは温度刺激検査が主に外側半規管を評価するのに対して vHIT は 3 つの半規管すべてを個々に評価する点が挙げられる．また，刺激の周波数も温度刺激検査では 0.003 Hz と低周波であるのに対して vHIT では 0.5 Hz 以上の高い周波数の刺激である[4]ことから，2 種の検査は異なる周波数に反応する異なる種類の神経細胞の障害を評価している可能性がある．加えて，メニエール病のように内リンパ水腫がある病態では内リンパ水腫が温度刺激検査の刺激の伝達を妨げ偽陽性になるという報告もある[5]．すなわち，温度刺激検査と vHIT の検査結果の乖離があったからといって必ずしも検査がうまくいかなかったわけではなく，障害部位の差や内リンパ水腫の有無を示唆する重要な所見である．

3）耳石器系

(1) 前庭誘発筋電図(VEMP)

VEMP には胸鎖乳突筋で記録される cervical VEMP(cVEMP)と眼窩直下で記録される ocular VEMP(oVEMP)がある．

① cervical VEMP(cVEMP)

【評価部位】 球形嚢～下前庭神経～前庭神経核～内側前庭神経路～副神経～同側の胸鎖乳突筋(SCM)

【鑑別できるめまい疾患例】 上半規管裂隙症候群，球形嚢障害，下前庭神経障害

強大な音響刺激が誘発する抑制性の筋電位を SCM より記録する．感電極は SCM の筋腹中央に，不感電極は胸骨上端外側縁に貼付する．接地電極は前額部に貼付する．刺激音は 105 dBSPL のクリック(0.1 ms)または 500 Hz のトーンバースト(4 ms)を用い 5 Hz の頻度で提示する．cVEMP は抑制性の筋電位であるため，検査中は頸部を回旋させたり臥位で頭部を挙上させたりすることで SCM を緊張させる必要がある．加算回数は 100 回以上行うのが理想であるが，被験者が疲れると筋緊張が保てなくなり波形の再現性が悪くなる．被験者の疲労と波形の安定性をみて加算回数を適宜判断する．

cVEMP の波形は潜時 13 ms 付近にピークを持つ陽性波(p13)と潜時 23 ms 付近にピークを持つ陰性波(n23)の 2 層性の波形として記録される．

② ocular VEMP(oVEMP)

【評価部位】 卵形嚢～上前庭神経～前庭神経核～内側縦束～対側の動眼神経核～下斜筋

【鑑別できるめまい疾患例】 卵形嚢障害，上前庭神経障害

気導刺激ではヘッドホンを用いて 500 Hz のトーンバースト(4 ms)で刺激する．骨導刺激では骨導刺激器(Minishaker, Bruel & Kjaer, Germany など)を前額部正中に置き，500 Hz のトーンバースト(4 ms)で刺激する．oVEMP は興奮性の筋電位であるため筋緊張は必須ではないが，指標を提示し上方視させるほうがより大きな波形が得られる．

oVEMP の波形は潜時 10 ms 付近にピークを持つ陰性波(n10)と，それに続く陽性波(p15)が記録される．

<判定基準>

cVEMP では p13-n23 波頂間振幅を，oVEMP では n10-p15 波頂間振幅を計測する．

Asymmetry ratio(AR)を算出し評価することが多い．

$$AR(\%) = \frac{AL - AS}{AL + AS} \times 100$$

AL：左右の p13-n23（または n10-p15）のうち大きいほうの振幅

AS：左右の p13-n23（または n10-p15）のうち小さいほうの振幅

AR が 50％以上であれば確実に異常ありと診断される．

cVEMP の AR≧50％ となった場合は，振幅が小さい（反応が乏しい）SCM と同側の卵形嚢または下前庭神経障害を疑う．一方 oVEMP の AR≧50％ となった場合は振幅が小さい眼と対側の球形嚢または上前庭神経障害を疑う（cVEMP と oVEMP で患側が逆！）．

また，上半規管裂隙症候群では cVEMP の患側の振幅上昇とともに閾値が上昇するという特徴があり鑑別に有用である．

（2）自覚的視性垂直位（SVV）

【評価部位】 耳石器（主として卵形嚢），重力認知経路（中枢）

【鑑別できるめまい疾患例】 前庭障害，中枢性

被験者の正面にバー（直線）を提示する．自分が垂直だと思う角度にボタンを押して動かしてもらう．健常者では左右 2.5°以内の誤差に収まることが多い．前庭障害では急性期に患側へ偏位する．脳梗塞などの中枢性疾患でも SVV の異常が起こることもある．

4）前庭神経系

前庭神経は上前庭神経と下前庭神経に分けられる．

前述の温度刺激検査，vHIT，cVEMP，oVEMP を組み合わせることで障害の有無を評価することができる．

上前庭神経：温度刺激検査，vHIT（上・外側半規管刺激），oVEMP

下前庭神経：vHIT（後半規管刺激），cVEMP

5）内リンパ水腫検出検査

【評価部位】 内リンパ腔（内リンパ水腫）

【鑑別できるめまい疾患例】 メニエール病，遅発性内リンパ水腫などの内リンパ水腫関連疾患

（1）グリセロール試験

50％グリセロール液（2.6 g/kg）を内服させる．グリセロール内服前と 3 時間後に純音聴力検査を施行し聴力を比較する．グリセロールの投与により内リンパ水腫が軽減すると聴力が改善すると考えらえる．

＜判定基準＞

グリセロール投与前後で 2 つ以上の周波数で 10 dB 以上の改善がみられた場合を陽性，250，500，1000 Hz の中で 1 周波数に 10 dB 上の改善または平均が 5 dB 以上の改善がみられた場合を擬陽性と判定する．

（2）蝸電図

聴覚検査の項を参照．

（3）内耳造影 MRI

2007 年名古屋大学の長縄教授，中島教授らがガドリニウム造影剤を用いた MRI で内リンパ水腫を描出することに成功した[6]．経静脈投与されたガドリニウム造影剤は外リンパ腔に少量浸透するが内リンパ腔には浸透しない．通常，内リンパ腔は外リンパ腔と比べて極めて小さく，蝸牛，前庭のほぼすべての領域が造影される．しかし，内リンパ水腫があると造影された外リンパ腔の内側に造影欠損域が出現する．この現象を利用して内リンパ水腫を描出する方法が内耳造影 MRI である．評価基準は中島らが提唱した定性的基準を用いられることが多い．一側メニエール病で内耳造影 MRI を施行した場合，患側の内リンパ水腫陽性率は 70〜100％ と報告[7]されており，メニエール病診断に有用である可能性がある．

奈良県立医科大学めまいセンターでは 2016 年から内耳造影 MRI で得られた画像を 3 次元構築し，内耳全体の体積と内リンパ腔の容積を測定する研究を行っている[8]．一側メニエール病の患側の内リンパ腔容積は健常成人よりも有意に大きい結果であった．

まとめ

平衡機能検査の進歩により，内耳の各部位ごと

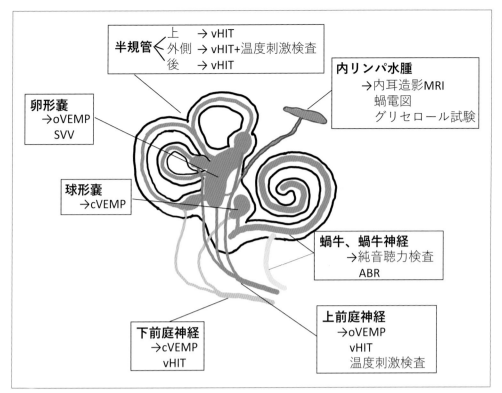

図 1. 各種平衡機能検査と評価部位
代表的な平衡機能検査と評価可能な部位を示す. 平衡機能検査の進歩により内耳の
領域ごとの異常が検出可能となった.

に異常の有無を評価することが可能となってきて
いる(図1). 奈良県立医科大学めまいセンターで
は本稿に挙げたすべての検査を1週間の検査入院
で行っている. その結果, 何らかの異常が検出さ
れ, 99.1％の症例で確定診断を得ることができ
た[9]. 正確な診断は適切な治療につながり, めま
い平衡障害の克服, QOL の向上につながる.

　体平衡は複雑な神経システムで構成されてい
る. その分, 苦手意識をもつ若手医師も多いが学
問的には非常に興味深い. 本稿をお読みいただき
平衡機能検査, 体平衡のすばらしさを感じていた
だくことができれば幸いである.

参考文献

1) Kroenke K, Price RK：Symptoms in the com-
munity. Prevalence, classification, and psychi-
atric comorbidity. Arch Int Med, **153**(21)：
2474-2480, 1993.

2) Jonsson R, Sixt E, Landahl S, et al：Prevalence
of dizziness and vertigo in an urban elderly
population. J Vestib Res, **14**(1)：47-52, 2004.

Summary　高齢になればなるほどめまいを経
験する人の割合が増加し, 85歳以上の高齢者で
は約半数がめまいを経験している.

3) Barany R：New Methods of Examination of the
Semicircular Canals and Their Practical Sig-
nificance. Ann Otol Rhinol Laryngol, **16**(4)：
755-761, 1907.

4) Blodow A, Heinze M, Bloching MB, et al：
Caloric stimulation and video-head impulse
testing in Meniere's disease and vestibular
migraine. Acta Otolaryngol, **134**(12)：1239-
1244, 2014.

5) Kitano K, Kitahara T, Ito T, et al：Results in
caloric test, video head impulse test and inner
ear MRI in patients with Meniere's disease.
Auris Nasus Larynx, **47**(1)：71-78, 2020.

6) Nakashima T, Naganawa S, Sugiura M, et al：
Visualization of endolymphatic hydrops in
patients with Meniere's disease. Laryngo-
scope, **117**(3)：415-420, 2007.

7) Ito T, Kitahara T, Inui H, et al：Endolymphatic
space size in patients with Meniere's disease
and healthy controls. Acta Otolaryngol, **136**
(9)：879-882, 2016.

Summary 一側メニエール病患者の患側耳には内リンパ腔の拡大（＝内リンパ水腫）所見が健常人よりも有意に多くみられた．

8) Inui H, Sakamoto T, Ito T, et al：Magnetic resonance volumetric measurement of endolymphatic space in patients without vertiginous or cochlear symptoms. Acta Otolaryngol, **136**(12)：1206-1212, 2016.

9) 阪上雅治，北原　糺，伊藤妙子ほか：当院めまいセンターにおけるめまい疾患統計およびめまい検査異常検出率. Equilibrium Res, **77**(3)：136-142, 2018.
Summary 内耳の各部位を詳細に評価することで原因不明のめまい症は減り，99.1％の症例の診断をつけることができた．

MB ENT, 245：41-48, 2020

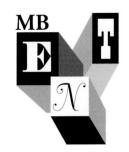

◆特集・私の新しい耳鼻咽喉科診療スタンダード―10〜20年前とどう変わったか―

鼻内視鏡手術の進歩

田中秀峰*

Abstract 鼻内視鏡手術は，1970年代に始まり2000年頃には国内においてスタンダードな術式となった．その後の内視鏡および手術機器，手術支援機器の開発に伴い，手術適応が拡大し，手術方法も改良されてきた．内視鏡画質は，フルHDが普及して精密操作ができるようになって大きな変化をもたらし，今では4K画質も利用可能となった．手術機器では，マイクロデブリッダーやバーの登場で，術野の展開とアプローチ法の拡大に改善をもたらし，手術適応が拡大した．また，ナビゲーションシステムの開発は，危険部位の識別や解剖理解に大きく役立ち，術者のスキルアップ，見学者の教育に使用され，副損傷リスクの高い手術や正確な位置決定を必要とする手術では標準的に使われている．この20年で，術者だけがわかって進める手術から，周囲のスタッフも理解しながら進める客観性の高い手術へとシフトし，その手術適応も安全性を確保しながら大きく拡大した．

Key words フルHD画質(full high definition)，イリゲーションシステム(irrigation system)，ナビゲーションシステム(navigation system)，マイクロデブリッダー(micro debridder)，適応拡大(expansion of indication)

はじめに

耳鼻咽喉科領域の中でも鼻副鼻腔領域の手術方法は，この20年でスタンダードが大きく変わった．中でも，慢性副鼻腔炎に対する標準術式が，それまでのCaldwell-Luc法に代表される「鼻外法」や，鼻内から各副鼻腔にアプローチして排泄口を作製する「鼻内法」から「内視鏡下鼻副鼻腔手術」に替わったことは，疾患に対する治療法のコンセプトや患者にかかる術後の負担に大きな変化をもたらした．

鼻外法は，慢性副鼻腔炎に対する標準術式として，20世紀半ばまでに主流となった方法である．顔面や上歯肉から直接目的とする副鼻腔にアプローチし，広い術野のもと病的粘膜を含む副鼻腔粘膜上皮を完全摘出し，術後の瘢痕収縮により副鼻腔の空間をつぶしていく根治的な治癒を目指す

方法である．術後の患者の状態は，数日間は頬部の腫脹が目立ち，顔面や歯肉に切開創の跡が残ったり，頬部顔面のしびれが残ったりし，患者に相応の負担をかけていた．鼻内法は，鼻内から目的とする副鼻腔の排泄口を開口する方法で，副鼻腔本来の形態と機能を温存しながら治癒させるため，生理学的観点からも合理的な方法であった．ただ，内視鏡を使わないので前鼻孔からの視野が狭くて暗く，半分盲目的な操作を必要として職人技のようであったり，頭蓋底や眼窩，視神経，内頸動脈などの重要部位の損傷を含む重大な手術合併症の危険が多かったりし，多くの施設では敬遠されあまり普及せずにスタンダードな術式にはならなかった．

内視鏡の導入は，1970年代にMesserklingerにより副鼻腔手術に内視鏡の導入が試みられ[1]，この領域へのアプローチ法としてfunctional endo-

* Tanaka Shuho, 〒305-8575 茨城県つくば市天王台1-1-1 筑波大学医学医療系耳鼻咽喉科・頭頸部外科，講師

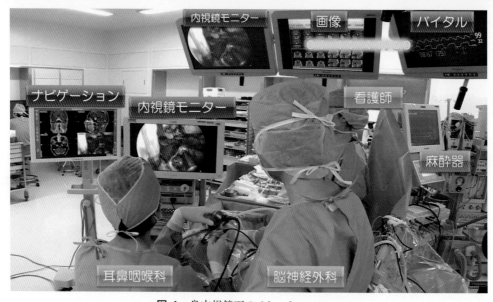

図 1. 鼻内視鏡下の 4 hands surgery
1 つの共通画面で，複数の術者や周りのスタッフが手術進行に合わせてそれぞれの作業をする

scopic sinus surgery（FESS）が提唱された．1985年頃には，内視鏡スコープを直接眼でのぞき込むスタイルから，CCD カメラを接続しモニターに像を映し出して手術を行うようになった．鼻内視鏡手術は，鼻内からアプローチするので鼻外法で問題になっていた患者への負担は少なく，鼻内法で問題となっていた術中の視野の悪さも改善されたため，手術合併症の危険が軽減され，かつ鼻内アプローチの良い面である副鼻腔の形態と機能温存ができる点で，より理想に近い手術が目指せるようになった．この頃 FESS の基本的コンセプトの普及で世界的に有名な Stammberger が，内視鏡下鼻内手術法の有用性を報告した[2]．1990 年代以降は，内視鏡および周辺機器の開発と進歩により，その有用性と安全性が著しく向上し，良好な結果も得られた．2000 年頃には日本国内でも広く普及しスタンダードな方法へと確立した[3)4)]．

　本稿では，2000 年以降に内視鏡下鼻副鼻腔手術がスタンダードになってからの内視鏡機器の開発に伴う手術適応や手術方法の変化について述べる．

内視鏡の進歩

1．内視鏡導入による変化

　内視鏡の導入による変化で最も大きいポイントは，術者が見る内視鏡像を他のスタッフとモニター上で共有できることである．画面の共有が果たす意義には，術者だけでなく周りの複数のスタッフも同時に，正確な鼻副鼻腔解剖の把握と確認ができ，術者の安全な手術操作方法が確認でき，危険部位への共通認識が持てることにある．術者以外のスタッフから，共通の画面から得られた情報から述べられる意見は，信頼性が高く有意義である．特に，危険部位の指摘や危険な操作については，手術に夢中になっている術者には大切である．また，片手を内視鏡に取られてしまいワンハンド手術では乗り越えられない局面においては，2 人の術者が 1 つの共通画面で操作を行うことで，意思疎通をはかりやすくなる．手術適応が拡大する中，視野の確保や出血の対応など 4 hands surgery 操作（図 1）が必要な場面が増えているが，共通画面のおかげで十分対応できるようになった．逆に言えば，こうした対応が十分できるようになったから手術適応が拡大したとも言える．また，鼻内視鏡下の操作は画像記録も可能であり，手術の振り返りができるようになったことで，術者のスキルアップに大きく貢献している．手術を振り返ることで少しずつ自分の操作法を修正でき，術者の一定の操作方法が確立しやすくなった．また，内視鏡下の解剖知識を理解するにあたり，平坦で動きがないテキストブックで勉

強するより，解剖実習などで鼻内視鏡下に記録した動画で勉強するほうが，はるかに情報量が多く実際的である[5]．このように，術野画面の共有・記録による恩恵は計り知れないものである．

2．内視鏡スコープの進歩

2000年以降の内視鏡の進歩は，内視鏡機器を構成するそれぞれのパーツで次々に起こってきた．先端のスコープ自体は，4mm径だけでなく2.7mm径のスコープも利用できるようになった．内視鏡径がわずか1.3mm分細くなっただけであるが，そのわずかに広がったスペースによる鉗子類の操作性の向上は，それ以上のものとなる．2.7mm径のスコープを利用できるようになり，副鼻腔炎の症例では症例数が少ないかもしれないが，乳幼児の内視鏡下鼻副鼻腔手術が行いやすくなった．また，比較的広いワーキングスペースを必要とする頭蓋底手術症例には，5歳以下の頭蓋咽頭腫や脊索腫などの症例も一定数存在し，そうした幼児への鼻内視鏡下頭蓋底アプローチにも対応できるようになった[6]．

3．画質の改良

スコープに接続させるCCDカメラの画質性能がこの20年で目覚ましく進歩してきた．2000年当初は，SD(standard definition：標準解像度)画質または480pであり，画素数は720×480が一般的で，約35万画素に相当するものであった．この頃のモニターはブラウン管式で，鼻内の基本構造は判別できるが深部は暗く判別不能で，病変粘膜と正常粘膜の境界などは近接しても不明瞭であった．そのため，副鼻腔の基本構造を十分熟知していても，危険部位の視認性が悪く頭蓋底や眼窩近傍の操作は危険とされ，その部位の操作は無理をしないよう言われていたり，蝶形骨洞は深部で暗くて詳細構造が判別できないため，操作しないよう勧められていたりしていた．さらに前頭洞手術に関しては，内視鏡はほぼ使われず，西端の強弯鉗子の入り具合で手術を終了していた光景を筆者は思い出す．筆者はこの頃，他の術者を含め内視鏡で前頭洞内部をしっかり見た記憶はなかった．

その後，2000年代前半には，HD(high definition：高精細度)画質または720pが登場し，画素数は1280×720が一般的で，約92万画素に改良された．この頃から，モニターはブラウン管から液晶画面に変更され，大きなモニターが薄くなった分，手術室が明るくなった印象があった．しかし，明るくなった手術室に比べると，内視鏡画像はまだ深部構造は暗くて判別困難であったり，スコープ先端が少し汚れると粘膜と骨面の色合い区別はつかず，骨の露出の判別には苦慮していたりしていた．ただ画素数が上がったため，スコープの先端がきれいな状態であれば内視鏡を近接させたり，モニターの画質を調整したりすると，正常粘膜と病変部の区別がつくようになり，正常粘膜の温存ができるようになった．また，前頭洞内も開口部近傍はよく観察できるようになり，内視鏡画面の下で前頭洞内へ器具を出し入れできるようになった．この頃に，building block conceptのもとで，手順を追って前頭洞を開放する方法が提唱された．

劇的に変わったのは，フルHD(full high definition)画質または1080pの登場であった(図2)．1920×1080の解像度で207万画素に相当する．この性能を実感するには，モニターの選別も重要になってくるため，機器購入時にはこれら光学機器の知識が必要になってきた．フルHD画質になって，内視鏡下鼻副鼻腔手術の手術解剖の理解が飛躍的に改善し，手術適応と安全性確保が大きく変わった．立体的な構造である副鼻腔内において，それまでとは違い手前の構造物だけでなく深部の構造も明るく描出できるようになったことで，1つの視野で全体の解剖学的構造が把握でき，2D画像ではあるが3Dとしてイメージしやすくなった．これにより，テキストに描かれていた図がほぼそのまま視認できるようになり，手術進行のイメージや，正確な危険部位の把握が可能となった．危険部位とされた頭蓋底や眼窩壁に付着する篩骨蜂巣の隔壁を認識しやすくなることで，ぎりぎりまで骨壁除去することが可能となり，"isthmus

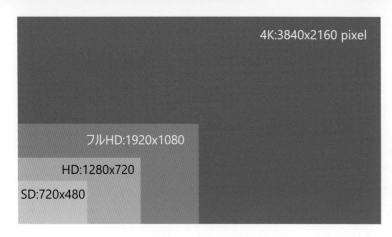

図 2.
各画質の比較
画質の改善で，詳細な情報量の拡充，
画面サイズの拡大がなされた

surgery" から "compartment surgery" が多くの施設で可能となった[7]．また，フル HD 画質になり粘膜下の細い血管の走行も描出可能となったため，正常粘膜と病的粘膜または腫瘍の範囲を正確に区別することができるようになった．これにより腫瘍の完全切除率が向上し，経鼻内視鏡手術による腫瘍摘出が適応に加わった．良性腫瘍である乳頭腫については，フル HD 画質の導入以降は多くの施設で鼻内視鏡手術の適応に加えられ鼻内視鏡手術がスタンダードになった．また，神経と血管の区別も十分できるようになったことで，粘膜下下鼻甲介骨切除における下鼻甲介を走行する神経血管の温存や正確な焼灼ができるようになったり，蝶口蓋孔から出る蝶口蓋動脈と後鼻神経の区別による神経だけの切断ができるようになったりした．フル HD になって色調の区別も向上し，粘膜と骨面の区別がつくようになった．骨面の露出が起こってもそれ以上の拡大を防止でき，露出範囲を少なくすることができるようになった．また，眼窩損傷時に脂肪脱出が起きた場合の脂肪の色合いも区別しやすくなった．残念ながら，まだ脂肪の黄色の色味が弱く，判別は十分とはいえないが，HD 画質に比べるとはるかにわかりやすくなった．以前は，鼻ポリープと眼窩脂肪の区別がつきにくく，眼窩損傷を起こしていてもすぐには気づかず大きな損傷となっていたかもしれないが，眼窩脂肪の区別が以前より改善されたことにより，損傷程度は比較的軽度で済む可能性がある．

4K または 2160p は，フル HD の 4 倍の画素数で解像度が約 4000×2000 の画質を誇る．より細かい血管の描出や粘膜表面の性状の違いを認識できたり，55 インチモニターの大画面化でも画質が落ちずに済むので，ズームインしたり内視鏡を近接させたりする必要性が減った．特に，経鼻内視鏡下頭蓋底手術では，重要な細い血管の温存や，腫瘍と神経の癒着剝離などでは，威力を発揮している．

4．特殊観察光の利用

画質の進歩の他に，NBI（narrow band imaging；狭帯域光観察）をはじめとする，観察光を変えることで新たな情報が得られるようになったことがある．光デジタル技術による画像強調の観察は，光の波長を制御し粘膜表層の細かい血管やわずかな粘膜の肥厚，粘膜深部を走行する血管などを強調して描出する．その他，NIR/ICG 蛍光画像再生法は，インドシアニングリーン（ICG）を静注して近赤外線（NIR）の波長光によって観察し，組織表面から 10 mm の深さの血流（ICG）の分布を可視化するものである．特殊な光を用いた新しい内視鏡下光デジタル画像強調観察技術の開発によって，病変粘膜や悪性腫瘍の確実な摘出範囲の設定や重要血管の温存が可能となった．

5．「3D」化

画質改良や特殊光観察に加え，内視鏡の発達では 3D 化もなされている．太さは 4 mm 径で 2D の内視鏡と変わらないため，鼻内のワーキングスペースは同じである．3D 用メガネをかけることで 3D 表示され，術者や他のスタッフも立体的な副鼻腔構造を把握しやすくなった．立体感覚のズレによる誤認や小さなミスが減り，特に経鼻内視

鏡手術のトレーニング中の術者や見学者にとっては，副鼻腔解剖の立体的理解が容易となり有用である．ただ，3D内視鏡の動かし方によっては，周りのスタッフが「3D酔い」を起こすことがあるので，慣れが必要である．

周辺機器の進歩

1．イリゲーションシステム

内視鏡機器の開発も目覚ましいものがあるが，その周辺機器・手術支援機器の開発も鼻内視鏡手術の適応や手術方法を大きく変化させた．

内視鏡のスコープに取り付けてレンズ汚れを水流でクリーニングするイリゲーションシステムは，手術時間を著しく短縮させたとともに，手術中の画面をきれいに維持することが容易になった．それまでは，レンズ汚れを助手が濡れたガーゼなどで頻回に拭き取っていた．出血の多い症例や手術操作が未熟なときは，1つの手術中に100回も200回も助手に拭き取ってもらう必要があった．その都度，内視鏡を鼻内から抜いてしまうので展開した術野がリセットされていた．これらの作業が鼻内視鏡手術のストレスになっていた．内視鏡レンズを拭き取ってもらうごとに術野画面がリセットされるのを嫌って，少々の汚れはそのままで汚い画面のまま手術を続けてしまう場面も多かった．イリゲーションシステムは，鼻内に内視鏡を入れたままワンアクションでレンズがきれいになり，せっかく作った術野を維持しながら手術を進められるようになった．大きな腫瘍がある症例では，腫瘍のために操作できる空間が狭く，画面が汚れたからといって内視鏡を抜いてしまうと，再び同じ部分へ内視鏡を入れるときにまたレンズが汚れてしまい，なかなか良い視野が得られないという問題があった．手術の適応を広げるうえでは，まず良い視野が得られることが必須であったので，このシステム導入は，大きな鼻副鼻腔腫瘍が経鼻内視鏡手術の適応になった一因と考えられる．特に，頭蓋底手術においては，さらに深部のアプローチを行うため，作った術野をさら

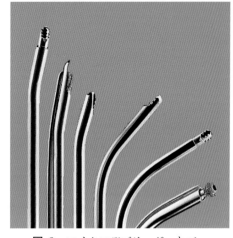

図3．マイクロデブリッダーとバー
様々な先端の形状と角度のついたものが
利用可能である

に奥へ突き進む場面が多く，このシステムが必須と考える．また，イリゲーションから出る水を利用した術式も考案され，水中手術(water diving technique)などと言われている．イリゲーションの水を持続的に出しながら，水中での操作を行う方法である．空気中とは違い水中では常に術野が洗われるので，空気中操作よりきれいな画像が得られる．ただし，水を溜め込めるポケット状のスペースが必要であったり，あふれてくる水を吸引する対策が必要であったりする．後鼻神経の切断やラトケ嚢胞の手術でしばしば用いられている．

2．マイクロデブリッダー(図3)

操作するディバイス側の開発でまず大きな変化は，マイクロデブリッダー(シェーバー)の登場であった．それまでは，鉗子で組織を切除し，吸引に持ち替えて砕いた組織や出血を吸引していた．この操作を繰り返して手術を進めていたが，出血が多いと少しずつしか進められず，手術時間も出血量も多くなっていた．デブリッダーは組織を砕きながら，吸引機能で砕いた組織を周りの血液と同時に吸引してくれるので，手術時間の短縮に大きく貢献している機器である．手術方法も，骨壁を鉗子で切除していく方法から，骨壁を骨折(クラッシュ)させてデブリッダーで除去する方法が取り入れられるようになってきた．そのため，骨壁の角度に合わせた鉗子の種類の数も減らせるよう

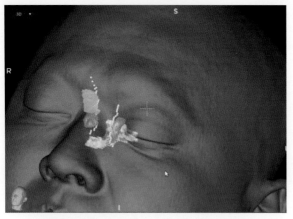

図 4. ナビゲーションシステム表示画像
術者が知りたい部位を術前に色付けや印付けを
してプランニングしておけば，3D やバーチャル
内視鏡画像で表示され，直感的な部位の把握が
できるようになった

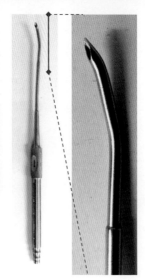

図 5.
サクションキュレット®
剝離，吸引，切開の 3 つの
機能を 1 つにまとめた器具

になった．大変便利な機器で，内視鏡下鼻副鼻腔手術の必須の器具であるが，その使い方を誤ると重大な副損傷を起こす原因となっており，眼窩損傷による複視や視力障害発生の最大の原因機器でもある[8]．

3．バー（図 3）

バー（ドリル）の登場も，経鼻内視鏡手術の適応を大きく変えた．鼻副鼻腔は骨構造で操作空間が規定されているため，ワーキングスペースを拡大するには骨削除が必要である．ノミやスタンツェなどで骨を削除することは可能だが，精密な骨削除や外側の骨削除は難しかった．バーの登場で，徐々に骨を削り必要な分だけ骨削除を行うことができるようになり，危険構造部位の近傍でも使用することができる．また，弯曲型のバーを用いれば，それまで困難とされた外側部分の骨削除もできるようになった．鼻副鼻腔領域では，バーを用いた様々なアプローチ法が考案され，Draf 手術やendoscopic medial maxillectomy，経鼻的涙囊鼻腔吻合術，POMC の開窓術など，多くの施設でバーを用いた手術が行われるようになった．3 万回転以上のハイスピードバーも登場し，骨削除量が多い症例でも積極的に骨を削開して十分なワーキングスペースを確保できるようになり，前頭蓋底手術をはじめとする様々な深部領域へアプローチができるようになった．今では，経鼻内視鏡下

頭蓋底手術では必須の機器である．

手術支援機器

ナビゲーションシステムは，難しい鼻副鼻腔構造を持つ患者への手術においては，術者にその正確な位置情報を伝え，術者以外の見学者には解剖教育に役立つ手術支援機器である．スキルアップ途中の術者が鼻内視鏡画面下で解剖を把握するうえでは，フィードバックとして使うことができ手術トレーニングの有効なツールとしての役割がある．眼窩壁や頭蓋底，内頸動脈など危険部位の把握や病変部位の正確な位置を知ることもでき，手術の安全性や正確性が改善された[9]．購入価格も下がり，多くの施設で利用可能となっている．最新のナビゲーションシステムは，データ画像に色付けや印付けなどを行うことができ，それらの情報を 3D やバーチャル内視鏡画像で表示できるようになった（図 4）．術中の解剖学的位置の提示だけでなく，術前のプランニングで色付けや印付けを行ったところが直感的に理解でき，手術中はそのプランニングどおりに手術を進めることが容易になった．

その他

手術支援機器とは違うかもしれないが，筆者が思う鼻内視鏡手術を変えたものとして，吸引付き

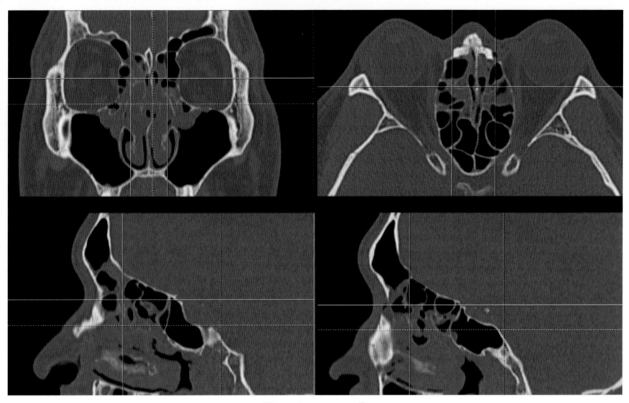

図 6. CT の MPR 像
各スライス断面像のお互いの位置関係が線で記され，複雑な副鼻腔解剖の読影に有用である

剝離子と CT の発展がある．筆者が愛用する吸引付き剝離子は，サクションキュレット®（メドトロニック社製，図5）である．副鼻腔の構造に合わせて軸を曲げて組織を剝離することができ，先端では血液を吸引することができ，さらに先端が鋭的であり薄い粘膜や軟部組織であれば切開もできる．この3つの機能を1つにまとめた3 in 1器具は，片手を内視鏡保持に取られてしまい基本的にワンハンド操作である経鼻内視鏡手術では，大変有用である．

CT の発達は，今では当たり前なことであるが，デジタル情報で CT を確認することができるようになったことである．以前のようにフィルムで副鼻腔 CT を確認していると，スライスごとに目線を順次動かす必要があり，注目している解剖部位がずれてしまうことがあった．今のように1つの画面上で CT のスライスを順次送ることができるようになり，細かい副鼻腔構造を正確に理解しやすくなった．また，MPR（multi-planar reconstruction：多断面再構成）像を作ることで，矢状断，前額断，水平断を同時に確認したり，それぞれのスライスにライン表示することで，お互いのスライスの位置関係を把握することができたりし，3次元的解剖構造の理解に非常に役に立っている（図6）．Building block concept でのブロック図の作成には欠かせない技術であり，副鼻腔手術前に3次元的にプランニングを行うことができるようになった．

まとめ

上述のように，経鼻内視鏡手術の発展は，こうした手術機器の発展とともに進んできた．1つ新しい機器が開発されれば，また一歩経鼻内視鏡手術の適応範囲が拡大されたり，手術術式が改良されたりする．現在，経鼻内視鏡手術は，鼻副鼻腔から頭蓋内，眼窩内，側頭下窩など鼻副鼻腔以外の領域へと適応範囲を拡大している．今後も新しい機器が開発されれば，それを利用した新しい術式がスタンダードとなっていくことが予想される．この先10～20年経過すると，今とは全く異な

る経鼻内視鏡手術の世界が広がっているのかもしれない.

参考文献

1) Messerklinger W：Die Endoskopie der Nase. Monatsschr Ohrenheilkd, **104**：451-456, 1970.

2) Stammberger H：Endoscopic surgery for mycotic and chronic recurring sinusitis. Ann Otol Rhinol Laryngol Suppl, **119**：1-11, 1985.

3) 実吉健策, 久納 浄, 松脇由典ほか：シリーズ「人体における内視鏡の世界」5. 耳鼻科領域の内視鏡. 歯科学報, **100**(8)：719-723, 2000.
   Summary 内視鏡が大きな変化をもたらした慢性副鼻腔炎に対する手術は, 様々な周辺機器に支えられている.

4) 武田靖志, 竹内彩子, 赤木成子ほか：耳鼻咽喉科領域における内視鏡下鼻内手術. 岡山医学会雑誌, **115**(3)：233-236, 2003.

5) 中川隆之：第2版の序. 中川隆之(編)：iii-iv, 内視鏡下鼻副鼻腔・頭蓋底手術 ［手術動画・3DCT 画像データ DVD-ROM 付］ CT 読影と基本手技(第2版). 医学書院, 2019.

6) 田中秀峰：内視鏡下鼻内頭蓋底手術. 耳喉頭頸, **87**(5)：101-106, 2015.
   Summary 内視鏡下頭蓋底手術の適応が拡大し, 小児例や再手術例などでは様々な機器の使用や手術方法の工夫が必要である.

7) Hosemann W：Surgical treatment of nasal polyposis in patients with aspirin intolerance. Thorax, **55**(Suppl 2)：87-90, 2000.

8) 三輪高喜：鼻副鼻腔手術におけるリスクマネージメント. 頭頸部外科, **12**(2)：57-63, 2002.
   Summary 鼻内視鏡手術の医療事故回避のポイントを解説. 様々な手術支援機器を正しく使うことが大切である.

9) 鴻 信義：画像ナビゲーションシステムを用いた内視鏡下鼻副鼻腔手術―先進医療としての現状と問題点―. 耳展, **51**(5)：374-378, 2008.

MB ENT, 245：49-59, 2020

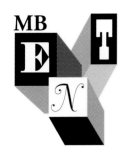

◆特集・私の新しい耳鼻咽喉科診療スタンダード—10〜20年前とどう変わったか—

睡眠時無呼吸障害の診断と治療の進歩

稲田紘也*

Abstract 睡眠時無呼吸（睡眠時無呼吸症候群）といえば，1970年代においては世界においてもほとんど知られていない疾患であったが，チェルノブイリ原発事故やスペースシャトルチャレンジャー号の事件を通し，また日本においては2003年の山陽新幹線の運転手による居眠り運転事件をきっかけに世間に注目されるようになり，今や睡眠医療に携わる医師や専門家だけでなく世間一般にも広く知れ渡るようになってきている．

1976年にGuilleminaultら[1]によって睡眠時無呼吸症候群（以下，SAS）が定義されてから40年以上が経過し，睡眠時無呼吸障害についての様々な研究や検討がなされ，疾患概念や定義は日々変化し，診断・治療方法についても進歩し続けている．

2014年にアメリカ睡眠学会より睡眠障害国際分類第3版（ICSD-3）[2]が公表され，閉塞性睡眠時無呼吸症（以下，OSA）の診断基準に変更があった．検査施設外睡眠検査（OCST）での診断が可能になり，またOSAに関連する症状がなくても高血圧，気分障害，認知機能障害，冠動脈疾患，脳卒中，うっ血性心不全，心房細動あるいは2型糖尿病と診断されていて，5≦AHI（もしくはRDI）であれば，OSAの診断がつくようになった．

Key words 睡眠時無呼吸（obstructive sleep apnea），ICSD-3，検査施設外睡眠検査（OCST）

はじめに

睡眠時無呼吸症は外鼻孔や口における換気の有無と呼吸筋運動による胸郭運動の有無から3つのパターンに分類される．

呼吸運動も換気も止まる『中枢型』と，換気停止中も呼吸運動は続き，胸腔内圧が次第に増大し，閉塞に打ち勝って換気が起こる『閉塞型』と，中枢型で始まり閉塞型に移行する『混合型』の3つである．

つまり，呼吸努力は起こるが気流が停止するものが閉塞型で，呼吸筋の活動も起こらないものが中枢型である．頻度は閉塞型が中枢型の20倍みられる[3]．

睡眠時無呼吸の定義および診断

睡眠時無呼吸症候群（以下，SAS）は1976年にGuilleminaultら[1]によって，7時間の睡眠中に10秒以上持続する呼吸における気流の停止が，30回以上認められるもの，あるいは睡眠1時間あたりに5回以上認められるものと定義された．

その後，低呼吸や症状の有無に関しても考慮すべきであるという観点から現在（ICSD-3）[2]では，成人では『睡眠時無呼吸に関連する症状や合併症があり，かつ睡眠ポリグラフ検査（PSG），あるいは検査施設外睡眠検査（OCST）で，PSGでは睡眠1時間あたり，OCSTでは記録時間1時間あたり，5回以上の閉塞性優位な呼吸イベント（閉塞性あるいは混合性無呼吸，低呼吸や呼吸努力関連覚醒反応（RERA））が認められる』もしくは『PSGでは

* Inada Hiroya，〒454-8509 愛知県名古屋市中川区尾頭橋3-6-10　藤田医科大学ばんたね病院耳鼻咽喉科，助教

表 1. 成人の診断基準((A と B)または C で基準を満たす)

A. 以下の最低 1 つが存在する.
　1. 患者は眠気，非回復性の睡眠，疲労感，あるいは不眠の症状を訴える.
　2. 患者は呼吸停止，喘ぎ，あるいは窒息感とともに目覚める.
　3. ベッドパートナーや他の観察者が患者の睡眠中に習慣性いびき，呼吸の中断，あるいはその両方を報告する.
　4. 患者が高血圧，気分障害，認知機能障害，冠動脈疾患，脳卒中，うっ血性心不全，心房細動，あるいは 2 型糖尿病と診断されている.
B. 睡眠ポリグラフ検査(PSG)，あるいは検査施設外睡眠検査(OCST[1])で以下を認める.
　1. PSG では睡眠 1 時間あたり，OCST では記録時間 1 時間あたり，5 回以上の閉塞性優位な呼吸事象[2](閉塞性あるいは混合性無呼吸，低呼吸や呼吸努力関連覚醒反応〔RERA[3]〕)が認められる.
　または，
C. 睡眠ポリグラフ検査，あるいは検査施設外睡眠検査[1]で以下を認める.
　1. PSG では睡眠 1 時間あたり，OCST では記録時間 1 時間あたり，15 回以上の閉塞性優位な呼吸事象(無呼吸，低呼吸や RERA[3])が認められる.
〈注〉
　1. 検査施設外睡眠検査(OCST)は睡眠ポリグラフ検査(PSG)と比較して，1 時間あたりの閉塞性呼吸事象を過小評価するのが一般的である. これは原則として，脳波により判定される実際の睡眠時間が，OCST ではしばしば記録されないためである. 呼吸事象指数(REI)という用語を総睡眠時間ではなく，記録時間に基づいた事象の頻度を表すために使用してもよい.
　2. 呼吸事象は，米国睡眠医学会による睡眠と随伴事象判定手引きの最新版に従って定義される.
　3. 呼吸努力関連覚醒反応(RERA)と低呼吸事象は睡眠からの覚醒反応に基づいており，OCST では脳波による覚醒反応を記録できないため，判定できない.

(睡眠障害国際分類第 3 版，ライフ・サイエンスより)

表 2. 小児の診断基準(基準 A と B を満たす)

A. 以下の最低 1 つが存在する.
　1. いびき.
　2. 努力性，奇異性あるいは閉塞性呼吸がその小児の睡眠中に認められる.
　3. 眠気，多動，行動の問題，あるいは学習の問題がある.
B. 睡眠ポリグラフ検査(PSG)で，以下のうち最低 1 つを認める.
　1. 睡眠 1 時間あたり，1 回以上の閉塞性無呼吸，混合性無呼吸あるいは低呼吸[1].
　または，
　2. 総睡眠時間の少なくとも 25%以上が高炭酸ガス血症(動脈血炭酸ガス分圧($PaCO_2$)>50 mmHg)であることで定義される閉塞性低換気パターンで，以下のうち最低 1 つを伴う.
　　a. いびき.
　　b. 吸気時鼻圧波形の平坦化.
　　c. 胸腹部の奇異運動.
〈注〉
　1. 呼吸事象は，米国睡眠医学会による睡眠と随伴事象判定手引きの最新版に従って定義される.

(睡眠障害国際分類第 3 版，ライフ・サイエンスより)

睡眠 1 時間あたり，OCST では記録時間 1 時間あたり，15 回以上の閉塞性優位な呼吸イベント(無呼吸，低呼吸や RERA)が認められる』もの(表 1)，小児では『睡眠時無呼吸に関連する症状や合併症があり，かつ PSG にて以下の①，②のうち最低 1 つを認めるもの. ①：睡眠 1 時間あたり，1 回以上の閉塞性無呼吸，混合性無呼吸あるいは低呼吸を認める. ②：総睡眠時間の少なくとも 25%以上が高炭酸ガス血症(動脈血炭酸ガス分圧($PaCO_2$)>50 mmHg)であることで定義される閉塞性低換気パターンで，ⓐ いびき，ⓑ 吸気時鼻圧波形の平坦化，ⓒ 胸腹部の奇異運動のうち最低 1

つを伴う』ものと定義している(表 2).

OSA の原因

　閉塞性睡眠時無呼吸症(以下，OSA)は，なんらかの原因により，上気道の閉塞や上気道の筋トーヌスが低下し，気道の狭窄もしくは閉塞することによって無呼吸，低呼吸が起きるために発症する.

<閉塞の原因>

1. 解剖学的異常

　軟部組織(舌，軟口蓋，扁桃組織，咽頭側壁)の肥大や顎顔面の構造異常が原因となる.

　扁桃肥大，巨舌症，鼻中隔弯曲症，アデノイド，

下顎後退症など.

2．機能的異常

気道を構成している筋肉の保持する力が低下する.

筋強直性ジストロフィーなどの神経筋疾患，加齢など.

3．肥　満

肥満によって気道に脂肪沈着し，軟部組織の肥大や顎顔面の構造異常に起因する上気道の狭小化を増悪させる.

OSA の検査

1．問　診

OSA の診断で問診は非常に重要である.

患者の多くはいびきや日中傾眠を主訴に受診するが，起床時の頭痛，夜間の起床回数など詳細に聴取し，いびきや睡眠中の呼吸停止などに関してはベッドパートナー（家人）から聴取することも有用であり，可能であればいびきや睡眠状況を録音もしくは録画してもらう.

また，身体的特徴（身長，体重，BMI）や既往歴（高血圧，高脂血症，糖尿病，心疾患などの有無）の聴取も忘れてはいけない.

2．質問票検査

当科では質問票での睡眠障害の評価を行っており，ピッツバーグ睡眠質問票（Pittsburg sleep quality index；PSQI）（図 1）とエプワース眠気尺度（ESS）（図 2）を採用している.

1）ピッツバーグ睡眠質問票（PSQI）

睡眠障害の評価として広く使用されており，睡眠の質，入眠時間，睡眠時間，睡眠効率，睡眠困難，睡眠薬の使用，日中覚醒困難の 7 項目の合計点数により評価を行う. 6 点以上を有意としている.

2）エプワース眠気尺度（ESS）

日常生活において経験する眠気について，読書，テレビ鑑賞，会議，車の運転などに関しての 8 項目の合計点数により評価を行う. 11 点以上を有意としている.

3．口腔内所見

口蓋扁桃肥大の程度を評価する. 成人では Friedman の分類（米国口蓋扁桃肥大の分類）（図 3）を，小児では Brodsky 分類（当科では Friedman の分類を使用している）（図 4）を使用する.

その他，軟口蓋低位の有無，口蓋垂過長などを評価する.

4．内視鏡検査

外鼻孔より軟性内視鏡を挿入し，上気道の腫瘍性病変の有無，小児ではアデノイドの大きさを評価する. Parikh の 4 分類（『1 度：上咽頭内に一部認めるのみで周囲組織などに及ばない』，『2 度：耳管隆起に接する』，『3 度：鋤骨にまで接する』，『4 度：上咽頭に充満し，間隙がない』）（図 5）を用いると便利である.

その他，口蓋垂レベルでの気道径の評価や口蓋扁桃，舌根扁桃，喉頭蓋の形態などを評価する.

睡眠中の閉塞の状態を見るために薬物睡眠下にて評価を行うこともある.

また，鼻腔内においては鼻中隔弯曲症や肥厚性鼻炎の有無も見ることができる.

5．食道〜上気道内圧測定

食道内圧の変動は胸腔内圧によく相関し，呼吸努力の定量的なパラメーターとなる. 閉塞型無呼吸と中枢型無呼吸の鑑別，RERA の鑑別ができるが，手技がやや煩雑である[4].

6．鼻腔通気度検査

鼻腔通気性が悪いと吸気時に咽頭に過大な陰圧が発生し，咽頭の虚脱や閉塞の原因となる.

CPAP 治療時には鼻痛や鼻呼吸困難などの原因となりうる.

$0.25 \, \mathrm{Pa/cm^3/sec}$ 未満を正常，$0.25 \, \mathrm{Pa/cm^3/sec}$ 以上を軽度鼻閉，$0.50 \, \mathrm{Pa/cm^3/sec}$ 以上を中等度鼻閉，$0.75 \, \mathrm{Pa/cm^3/sec}$ 以上を高度鼻閉としている[5].

7．セファロメトリー（頭部 X 線規格撮影）

骨性構造だけでなく，軟口蓋や舌などの軟部組織の形態まで描出することができるため，顎顔面形態，咽頭部形態を総合的に評価できる. 撮影した X 線写真に基準点を置くことで普遍的な評価

記入日　　年　　月　　日

　　1．ピッツバーグ睡眠質問票　　　　　　　　　氏名

　過去1ヶ月における，あなたの通常の睡眠の習慣についておたずねします．過去1ヶ月間について大部分の日の昼と夜を考えて，以下のすべての質問項目にできる限り正確にお答え下さい．

問1．過去1ヶ月間において，通常何時ころ寝床につきましたか？
　　　就寝時刻　　（1．午前　2．午後）＿＿＿時＿＿＿分ころ
問2．過去1ヶ月間において，寝床についてから寝るまでにどのくらい時間を要しましたか？
　　　約＿＿＿分
問3．過去1ヶ月間において，通常何時ころ起床しましたか？
　　　起床時刻　　（1．午前　2．午後）＿＿＿時＿＿＿分ころ
問4．過去1ヶ月間において，実際の睡眠時間は何時間くらいでしたか？　これは，あなたが寝床の中にいた時間とは異なる場合があるかもしれません
　　　睡眠時間　　1日平均　約＿＿＿時＿＿＿分

　過去1ヶ月間において，どれくらいの頻度で，以下の理由のために睡眠が困難でしたか？　最もあてはまるものに1つ○印をつけてください．

問5a　寝床についてから30分以内に寝ることができなかったから．
　　　0．なし　　　1．1週間に1回未満　　2．1週間に1〜2回　　3．1週間に3回以上
問5b　夜間または早朝に目が覚めたから．
　　　0．なし　　　1．1週間に1回未満　　2．1週間に1〜2回　　3．1週間に3回以上
問5c　トイレに起きたから．
　　　0．なし　　　1．1週間に1回未満　　2．1週間に1〜2回　　3．1週間に3回以上
問5d　息苦しかったから．
　　　0．なし　　　1．1週間に1回未満　　2．1週間に1〜2回　　3．1週間に3回以上
問5e　咳が出たり，大きないびきをかいたから．
　　　0．なし　　　1．1週間に1回未満　　2．1週間に1〜2回　　3．1週間に3回以上
問5f　ひどく寒く感じたから．
　　　0．なし　　　1．1週間に1回未満　　2．1週間に1〜2回　　3．1週間に3回以上
問5g　ひどく暑く感じたから．
　　　0．なし　　　1．1週間に1回未満　　2．1週間に1〜2回　　3．1週間に3回以上
問5h　悪い夢をみたから．
　　　0．なし　　　1．1週間に1回未満　　2．1週間に1〜2回　　3．1週間に3回以上
問5i　痛みがあったから．
　　　0．なし　　　1．1週間に1回未満　　2．1週間に1〜2回　　3．1週間に3回以上
問5j　前ページ(a〜i)以外の理由があれば，次の空欄に記載してください．
　　　[理由] [　　]
　　　そういったことのために，過去1ヶ月間においてどのくらいの頻度で睡眠が困難でしたか？
　　　0．なし　　　1．1週間に1回未満　　2．1週間に1〜2回　　3．1週間に3回以上
問6．過去1ヶ月間において，ご自分の睡眠の質を全体として，どのように評価しますか？
　　　0．非常によい　　　1．かなりよい　　2．かなりわるい　　3．非常にわるい
問7．過去1ヶ月間において，どのくらいの頻度で，眠るために薬を服用しましたか．
　　　（医師から処方された薬あるいは薬屋で買った薬）？
　　　0．なし　　　1．1週間に1回未満　　2．1週間に1〜2回　　3．1週間に3回以上
問8．過去1ヶ月間において，どのくらいの頻度で，車の運転中や食事中や社会活動中など眠ってはいけない時に，起きていられなく困ったことがありましたか？
　　　0．なし　　　1．1週間に1回未満　　2．1週間に1〜2回　　3．1週間に3回以上
問9．過去1ヶ月間において，物事をやり遂げるのに必要な意欲を持続するうえで，どのくらい問題がありましたか？
　　　0．全く問題なし　　　1．ほんのわすかだけ問題があった　　2．いくらか問題があった　　3．非常に大きな問題があった
問10．同居人がおられますか？
　　　1．どちらもいない
　　　2．家族/同居人がいるが寝室は別
　　　3．家族/同居人と同じ寝室であるが寝床は別
　　　4．家族/同居人と同じ寝床

　上記の問いで2または3または4と答えた方のみにおたずねします．あなたご自身のことについて，ご家族または同居されている方に，以下の項目について過去1ヶ月間の頻度をたずねてください．

問10a　大きないびきをかいていた．
　　　0．なし　　　1．1週間に1回未満　　2．1週間に1〜2回　　3．1週間に3回以上
問10b　眠っている間に，呼吸が止まることがあった．
　　　0．なし　　　1．1週間に1回未満　　2．1週間に1〜2回　　3．1週間に3回以上
問10c　眠っている間に，足のピクンとする動きがあった．
　　　0．なし　　　1．1週間に1回未満　　2．1週間に1〜2回　　3．1週間に3回以上
問10d　眠っている途中で，ねぼけたり混乱することがあった．
　　　0．なし　　　1．1週間に1回未満　　2．1週間に1〜2回　　3．1週間に3回以上
問10e　上記以外に，じっと眠っていないようなことがあれば次の空欄に記載して下さい
　　　【その他じっと眠っていないようなこと】
　　　[理由] [　　]
　　　こういったことが，過去1ヶ月間において，どれくらいの頻度でおこりましたか？
　　　0．なし　　　1．1週間に1回未満　　2．1週間に1〜2回　　3．1週間に3回以上

図1． ピッツバーグ睡眠質問票（Pittsburg sleep quality index：PSQI）

日本語版　ESS（JESS）　　氏名＿＿＿＿＿＿＿＿

(Japanese version of the Epworth Sleepiness Scale)

　もし，以下の状況になったとしたら，どのくらいうとうとする（数秒〜数分眠ってしまう）
と思いますか．最近の日常生活を思い浮かべてお答えください．
すべての項目にお答えしていただくことが大切です．

0点：うとうとする可能性はほとんどない
1点：うとうとする可能性は少しある
2点：うとうとする可能性は半々くらい
3点：うとうとする可能性は高い

状　況	点　数			
1）すわって何かを読んでいるとき（新聞，雑誌，本，書類など）	0	1	2	3
2）すわってテレビをみているとき	0	1	2	3
3）会議，映画館，劇場などで静かにすわっているとき	0	1	2	3
4）乗客として1時間続けて自動車に乗っているとき	0	1	2	3
5）午後に横になって，休息をとっているとき	0	1	2	3
6）すわって人と話をしているとき	0	1	2	3
7）昼食をとった後（飲食なし）静かにすわっているとき	0	1	2	3
8）すわって手紙や書類などを書いているとき	0	1	2	3
合　計				

図 2.
エプワース眠気尺度（ESS）
日本語版

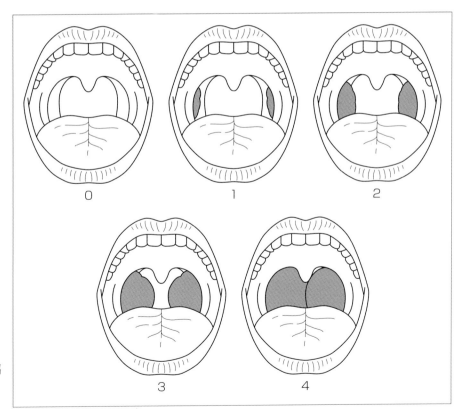

図 3.
Friedman の分類（米国口蓋扁
桃肥大の分類）

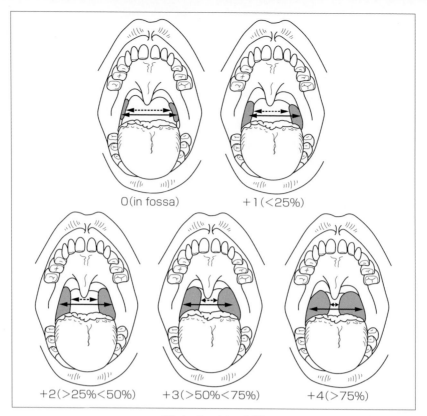

図 4. Brodsky 分類

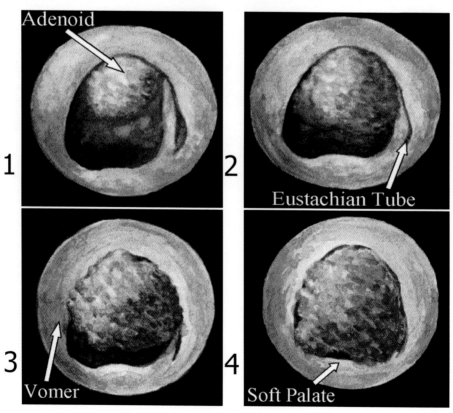

図 5. Parikh の 4 分類　アデノイドの評価
(Parikh SR, et al：Otolaryngol Head Neck Surg, 135, p. 684, 2006. より)

が可能となる[6].

8. 頸部 CT/MRI

上気道面積や舌の容積などの評価，また上気道の狭窄部位の診断が可能となる．

3次元画像を構成することによってより多くの情報が得られる．

9. 検査施設外睡眠検査(OCST)／簡易モニター

2014年にアメリカ睡眠学会より睡眠障害国際分類第3版(ICSD-3)が公表され，簡易モニターでも OSA の診断ができるようになった．

ただし，低呼吸に関しては定義に覚醒反応の記載があることから脳波を測定しない OCST では測定し得ないため，PSG にて得られた無呼吸低呼吸指数(AHI)とは一致しない[7]．

10. 終夜ポリグラフ検査(PSG)

睡眠呼吸障害の検査の中でもゴールドスタンダードである検査．心電図や筋電図など様々な検査を同時に測定するが，簡易モニターとの決定的な違いはやはり脳波を測定することであろう．

具体的には AHI，最低酸素飽和度，REM 睡眠と non-REM 睡眠の評価，中枢型／閉塞型／混合型無呼吸の鑑別などが可能である．睡眠の質を評価することができるので睡眠障害全般において必要不可欠な検査である．

PSG における新たな指標

特に，小児では睡眠構築は比較的保たれるため日中の過度な眠気は出現しにくいといわれているが，皮質下レベルの覚醒反応は頻回に生じており，これが睡眠時無呼吸症の小児に多動，注意欠陥，または行動異常などの問題を生じている可能性が論じられている[8]．

このように，近年小児の睡眠異常のパラメーターとして新たに通常の睡眠記録では捕らえられない微少な睡眠構築上の障害を捕らえた SCA (subcortical arousal activation：皮質下覚醒反応)[9]や CAP(cyclic alternating pattern)[10]が注目されており，小児の睡眠時無呼吸症治療の必要性

を裏付ける要素となっている．

長谷川[11]によると小児は夜間中途覚醒も脳波上(α波，θ波)の覚醒反応を伴うことが少なく，脳波変化を伴わない筋電図の増加，呼吸曲線の大きな乱れが成人の覚醒反応に相当すると考えられており，SCA と呼ばれている．

小児睡眠時無呼吸症例において治療前に存在した SCA が術後に大きく変化し正常化したとの報告もある．

CAP とはノンレム睡眠の脳波に高振幅徐波の出現する時期(同期相)と，低振幅不規則速波が出現する時期(脱同期相)とが周期的に交代する脳波パターンであり，行動上の覚醒を伴わない微小覚醒の特徴を表し，1994年に昏睡例で最初に報告され，予後の良い兆候とされたが，その後様々な神経疾患や睡眠障害で出現し，健常人にも出現することが確認され，睡眠の不安定性の指標と考えられており，今後小児の睡眠時無呼吸診断において注目される可能性がある．

OSA の治療

OSA の治療は重症度，年齢(成人 or 小児)によって異なる．

成人 OSA の治療

成人の OSA の重症度は，正常(AHI<5)，軽症(5≦AHI<15)，中等症(15≦AHI<30)，重症(30≦AHI)としており，中等症〜重症例においては 20≦AHI であれば CPAP が第一選択治療となり，軽症〜中等症例(AHI<20)では保存的治療から外科的治療まで患者に合わせた治療法を選択する．また，正常例であってもいびきを苦にしている患者(もしくはベッドパートナーや家人)に対しても積極的に治療介入していくことが望ましい．

成人の軽症〜中等症例に対する治療
―保存的治療―

1. 生活習慣の改善

軽症の OSA であれば，肥満があれば減量を行

い，睡眠前の飲酒の習慣があれば是正する．また，抱き枕などで側臥位睡眠を徹底してもらうことにより多くの例で改善を認める．そして，これらはすべての OSA 患者に当てはまる．

2．歯科装具（マウスピース：oral appliace）

軽症～中等症例の中で AHI＜20 であれば，歯科装具による治療も有効である．睡眠中に舌や下顎を前方に引き出すことにより，気道を広げることができる．20≦AHI であれば CPAP 治療を導入したうえで，年齢や合併症の有無，患者の希望に合わせ保存的治療または外科的治療を組み合わせていくことが望ましい．

成人の重症例に対する治療―保存的治療―

1．CPAP（持続的気道陽圧法）

重症の OSA における第一選択の治療である．日本の保険医療制度においては PSG にて 20≦AHI，もしくは OCST にて 40≦RDI（respiratory disturbance index）で適応となる（重症度に応じて CPAP タイトレーション検査が必要）．

使用できれば理論上 CPAP 治療は無呼吸をほとんど抑えることが可能であるが，鼻中隔弯曲症や肥厚性鼻炎などの存在により鼻呼吸障害があると CPAP 使用時の不快感や呼吸困難感などを生じ，CPAP そのものの使用が困難となることがある．

成人 OSA に対する外科的治療

1．口蓋垂軟口蓋咽頭形成術（uvulopalato-pharyngoplasty；UPPP），口蓋扁桃摘出術

UPPP は 1981 年に Fujita ら[12]により報告された．当時は明確な適応が論じられていなかったことなどもあり，有効率は 50～60％程度といわれていたが，中田[13]によると口蓋扁桃肥大があり，軟口蓋低位（軟口蓋の位置が低いか，舌が大きく結果として口を開けた際口蓋垂が見えにくいか全く見えない状態）がないこと，高齢でないことなど条件を合わせると改善度が上がることを示してい

る．また，最近では新しい suture technique による咽頭拡大術が千葉[14]によって報告されている．

2．鼻腔通気の改善を図る手術

抗ヒスタミン薬やステロイド点鼻薬などの内科的治療に抵抗性であり，かつ両側鼻腔通気度が 0.38 Pa/cm^3/sec[15]以上（他論文では 0.35 Pa/cm^3/sec 以上[16]）の場合，鼻手術の適応となり，鼻中隔矯正術や下鼻甲介手術，副鼻腔手術などが挙げられる．

鼻手術には大きく 2 つの役割があり，1 つは『鼻手術単独で OSA の改善を図ること』であり，もう 1 つは『鼻呼吸を改善させ，CPAP 治療のアドヒアランスを向上させる』ことである．

当科において，鼻閉のため CPAP がうまく使えない 20 人の患者に対して鼻手術（鼻中隔矯正術および粘膜下下鼻甲介骨切除術）を行い，術前後の CPAP アドヒアランスの変化を調べたところ，術前は CPAP が使用できている基準に達していた割合は 0％であり，術後では 61％にまで上昇した．

3．舌根部手術

舌前方移動術や舌扁桃切除／摘出術，レーザー舌根正中部切除術（laser midline glossectomy；LMG もしくは midline laser glossectomy；MLG）などがある．Fujita ら[17]は UPPP 無効例と下咽頭狭窄例に対し MLG を施行し，42％の有効率を上げている．

今後，普及が期待される外科的治療

① 顎顔面手術

上下顎同時前方移動術（maxilla-mandible advancement；MMA）などがある．

上顎骨梨状孔側縁から犬歯窩，翼口蓋窩を通る水平骨切りである Le Fort 1 型骨切り術により上顎骨体を分離した後，両側の下顎枝を矢状分割し，顎関節部と下顎骨体部と分離して，上下顎骨体部を一体として可及的に前方へ移動する術式である．

小顎症など，顎顔面形態の異常に起因する OSA では有効であると思われる．

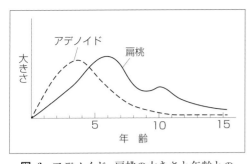

図6. アデノイド，扁桃の大きさと年齢との
　　関係（模型図）
（新耳鼻咽喉科学 第11版，南山堂．より）

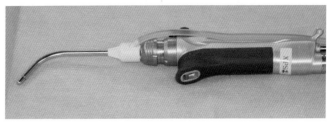

図7. マイクロデブリッダー

外木らはこの術式の有効性についてまとめており，良好な成績を示している[18].

② 舌下神経刺激治療（hypoglossal nerve stimulation；HNS）

Janki[19]は中等症〜重症のOSA患者において，HNSを施行した20人（BMI平均値28.0）とUPPPを施行した20人（BMI平均値27.5）において，術前後のAHIについて比較検討したところ，HNS群では術前AHI平均値38.9±12.5→術後AHI平均値4.5±4.8であり，65%（20人中13人）の患者は5以下になっていた．一方，UPPP群では術前AHI平均値40.3±12.4→術後AHI平均値28.8±25.4であった．

この報告はどちらの治療も優れたものであるが，HNSはAHI<5，すなわちOSAを治癒し得うる治療であることを示している．

小児OSAの治療

一方，小児のOSAの特徴はほとんどの症例がアデノイドおよび肥大した口蓋扁桃による上気道狭窄が原因であり，両者の大きさの和がピークとなる4歳頃に多いとされる（図6）．そのため，手術治療はadenotonsillectomyが第一選択であるわけだが，術後に症状が残るものや，いったん改善を認めたものの症状の再燃を認める症例に関しては重症例，肥満，人種，家族内発症，アレルギー性鼻炎などが関与していると考えられており，肥満に対する減量やアレルギー性鼻炎に対するステロイド点鼻治療など，それぞれに応じた保存的治療を選択することも重要である．

小児OSAに対する手術治療

1．Adenotonsillectomy

従来はLa Force式のアデノトームおよびBeckmannの輪状刀を用いる従来法と呼ばれる術式により局所麻酔下に行われていたが，近年はより安全性を求め全身麻酔下に手術が行われるようになっている．

また，内視鏡およびマイクロデブリッダー（図7）を使用し，アデノイド切除を行うことにより良好な視野の下，従来法では切除しきれなかった後鼻孔周辺部まで取り残すことなく切除が可能になり[20]，大竹ら[21]が間接喉頭鏡下でBeckmann輪状刀などを使う従来法と内視鏡下にてマイクロデブリッダーを使う術式にて術後の睡眠パラメーターやアデノイド残存率を調べ検討している．

結果は，従来法に比べてマイクロデブリッダーを使う術式のほうが術後AHIの改善に有意差が認められ，小児の睡眠時無呼吸症の診断基準におけるAHIが1以下になる割合も有意に高かった．

小児OSAの保存的治療

では，保存的な治療を選択した場合はどうだろうか．アレルギー性鼻炎や肥厚性鼻炎に対しステロイドの点鼻治療は第一に選択される治療であり，症例によっては血管収縮薬の点鼻薬が使用されることもあるが，近年，これらの点鼻治療がアデノイドを収縮させる目的にも行われるようになってきた．

表 3. 小児 OSA における保存的治療前後の睡眠パラメーターなどの比較

Changes in Polysomnographic Findings Following 12-Wk Treatment With an Intranasal Corticosteroid and Oral Montelukast in 445 Children

Characteristic	Mild OSA Pretreatment(n=445)	Mild OSA Posttreatment(n=445)	P Value
Age, y	6.2±1.9	6.6±1.9	…
Male sex, %	55.1	…	…
White, %	56.5	…	…
Black, %	26.8	…	…
BMI z-score	1.17±0.81	…	…
Obese(BMI z-score>1.65), %	33.8	…	…
Elapsed time between beginning treanment[a] and second NPSG. mean, d	…	114.8±39.2	…
Tonsillar size	2.39±0.77	1.87±0.62	<.01
Adenoid size	2.17±0.77	1.34±0.68	<.001
Mallanipati score(n)	1.89±0.62(412)	1.83±0.64(412)	…
Total sleep duration, min	472.1±51.2	470.9±49.1	…
Stage 1, %	4.7±3.1	4.2±3.4	…
Stage 2, %	37.8±8.3	29.3±9.7	…
Stage 3, %	40.6±16.2	41.2±15.8	…
REM sleep, %	19.3±6.4	27.5±7.8	<.01
Sleep latency, min	24.7±16.1	27.9±17.2	…
REM latency, min	138.1±54.7	135.3±62.9	…
Total arousal index, events/h TST	15.1±9.3	12.2±8.7	<.01
Respiratory arousal index, events/h TST	2.9±1.7	0.8±1.5	<.001
Obstructive AHI, events/h TST	4.5±2.0	1.4±0.9	<.01
SpO$_2$ nadir, %	87.5±3.1	92.3±2.1	<.001
Patients with normal NPSG, No.(%)	…	276(62.0)	…

Data given as mean±SD unless otherwise indicated. NPSG=nocturnal polysomnography. See Table 1 legend for expansion of other abbreviations. [a] Intranasal corticosteroids plus oral montelukast for 12 wk

Gozal らのグループが提案する「小児 OSA といえど，まずは保存的治療から」という考えのもとに小児 OSA（総数 445 人，平均年齢 6.2 歳，治療前平均 AHI 4.5）の患児に対し，ステロイドの点鼻薬と抗ロイコトリエン薬内服の保存的治療での 3 ヶ月後の結果をみると，平均 AHI は 4.5（治療前）→1.4（治療後）回／時，最低血中酸素飽和度は 87.5%（治療前）→92.3%（治療後）と，咽頭扁桃の縮小とともに有意に改善しているのがわかる（表 3）[22]．これらのエビデンスは，小児の軽度〜中等度の OSA 患児に対してはしっかりインフォームドコンセントをしたのちに治療決定をする必要があることを意味する．

OSA の治療時期について

手術治療と保存的治療のどちらを選択するにしても治療時期を逸しないことが重要である．千葉ら[23]は手術治療後 2 年で顎顔面形態が改善を示したことを記しており，小児の OSA の存在自体が顎顔面形態発育を抑制する原因である可能性があるとともに早期治療介入による OSA 改善が結果的に成人の OSA 発症の予防となる可能性を示している．

終わりに

今回は睡眠時無呼吸障害の診断と治療の進歩について考えた．

1976 年に SAS の定義が唱えられてから現在までに様々な研究，検討が重ねられ，睡眠呼吸障害についてかなりの理解が深まってきている．

病態や原因に沿った検査や治療が行われ，多くの患者に満足のいく医療を届けることができるようになってきたが，まだ治療困難な例は相当数存在しているのも事実である．

今回言及した MMA や HNS は，そのような症例を正しく治療し得るかもしれない．さらなる睡眠時無呼吸障害の診断，治療の発展に貢献していけたら幸いである．

文　献

1) Guilleminault C, Tilkaian A, Dement DC：The sleep apnea syndrome. Ann Rev Med, **27**：465-484, 1976.

2) 米国睡眠医学会（著），日本睡眠学会診断分類委員会（訳）：睡眠障害国際分類 第 3 版：26-32，ライフ・サイエンス，2018.

3) 野村恭也（監），加我君孝（編）：新耳鼻咽喉科学 改訂 11 版. 南山堂，2013.

4) 宮崎総一郎，戸川　清：睡眠時無呼吸症候群の診断とモニター. 臨床モニター，**18**：12-22, 1997.

5) 臼井信郎：鼻腔通気度検査. 日耳鼻専門医通信，**32**：6-7, 1992.

6) 北村拓朗：閉塞型睡眠時無呼吸症候群の診断におけるセファロメトリーと咽頭視診の有用性. 日耳鼻，**111**：695-700, 2008.

7) 中島正己，原　睦子，沼倉　茜ほか：睡眠障害国際分類第 3 版による閉塞性睡眠時無呼吸症の新たな診断基準の検討. 口咽科，**29**(2)：201-206, 2016.

8) 西村洋一：小児睡眠時無呼吸症候群における術前後の睡眠の質の変化. 小児耳，**32**(1)：96-101, 2011.

9) Marcus CL：Sleep-disordered breathing in children. Am J RespirCrit Care Med, **164**(1)：16-30, 2001.

10) Terzano MG, Parrino L, Boselli M, et al：Polysomnographic analysis of arousal responses in obstructive sleep apnea syndrome by means of the cyclic alternating pattern. J Clin Neurophysiol, **13**：145-155, 1996.

11) 長谷川　毅：小児の閉塞性睡眠時呼吸障害. 井上雄一，山城義広（編），107-116，睡眠時呼吸障害 Update 2006. 日本評論社，2006.

12) Fujita S, Conway W, Zorick F, et al：Surgical correction of anatomic abnormalities in obstructive sleep apnea syndrome：uvulopalatopharyngoplasty. Otolaryngol Head Neck Surg, **89**：923-934, 1981.

13) 中田誠一：成人の睡眠時無呼吸症候群と手術適応. 日耳鼻専門医通信，**119**：1330-1331, 2016.

14) 千葉伸太郎：閉塞性睡眠時無呼吸症に対する Suture technique（CWICKs）の手術手技の実際. 口咽科，**32**(3)：218, 2019.

15) Nakata S, Noda A, Yasuma F, et al：Effect of nasal surgery on sleep quality in obstructive sleep apnea syndrome with nasal obstruction. Am J Rhino, **22**：59-63, 2008.

16) 千葉伸太郎：耳鼻咽喉, 口腔領域疾患と睡眠時無呼吸症候群. 医学のあゆみ，**214**：549-554, 2005.

17) Fujita S, Woodson BT, Clark JL, et al：Laser midline glossectomy as a treatment for obstructive sleep apnea. Laryngoscope, **101**(8)：805-809, 1991.

18) 外木守雄，中島庸也，佐藤一道ほか：睡眠時無呼吸症候群に対する歯科の役割. 耳展，**55**(3)：189-198, 2012.

19) Janki S：Uvulopalatopharyngoplasty vs CN XII stimulation for treatment of obstructive sleep apnea：A single institution experience. Am J Otolaryngol, **39**(3)：266-270, 2018.
　Summary 中等症〜重症の OSA 患者において，HNS または UPPP を施行した 20 人（BMI 平均値 27.5）において，術前後の AHI について比較検討したところ，HNS は AHI<5，すなわち OSA を治癒し得る治療であることを示した.

20) 中田誠一：アデノイド切除術：デブリッダー法と従来法とは何が違うのか？ 口咽科，**27**(1)：33-35, 2014.

21) 大竹宏直，中田誠一，加藤賢史ほか：マイクロデブリッダー使用によるアデノイド切除術の検討―従来法との比較―. 耳展，**54**：369-371, 2011.

22) Kheirandish-Gozal L, Bhattacharjee R, Bandia HRP, et al：Antiflammatory therapy outcomes for mild OSA in children. Chest, **146**：88-95, 2014.
　Summary ステロイドの点鼻薬と抗ロイコトリエン薬による 3 ヶ月間の保存的治療で平均 AHI は有意に改善した.

23) 千葉伸太郎，遠藤　誠，森脇宏人ほか：小児の閉塞性睡眠時無呼吸における顎顔面形態の検討. 口咽科，**20**(1)：149, 2007.

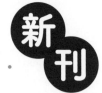

ストレスチェック時代の

睡眠・生活リズム
改善 実践マニュアル
―睡眠は健康寿命延伸へのパスポート―

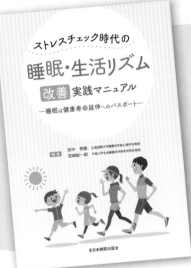

編集　田中　秀樹　広島国際大学健康科学部心理学科教授
　　　　宮崎総一郎　中部大学生命健康科学研究所特任教授

2020年5月発行　B5判 168頁 定価（本体価格3,300円＋税）

睡眠に問題のある患者さんに、どのように指導・
説明し、生活習慣やストレスを改善するのか？
子どもから高齢者まで誰にでも実践できる
睡眠指導のノウハウをこの一冊に凝縮しました！

CONTENTS

本書巻末に
実際に使用している
資料を掲載！

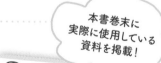

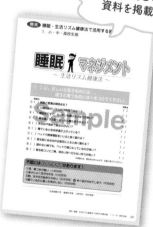

全日本病院出版会　〒113-0033 東京都文京区本郷 3-16-4　Tel：03-5689-5989
www.zenniti.com　　　　　　　　　　　　　　　　　　　　　　　Fax：03-5689-8030

MB ENT, 245：61-67, 2020

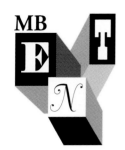

◆特集・私の新しい耳鼻咽喉科診療スタンダード―10～20年前とどう変わったか―
痙攣性発声障害の診断と治療の進歩

杉山庸一郎*

Abstract 痙攣性発声障害は声のつまりや途切れなどを主訴とする神経原性発声障害である．診断には問診を始めとして，喉頭内視鏡検査，音声機能検査など種々の検査を用いて行う．治療は保存的治療として音声治療やボツリヌス療法，外科的治療として甲状軟骨形成術2型や声帯内筋切除術などが行われる．痙攣性発声障害の診断基準および重症度分類の策定，ボトックス®の痙攣性発声障害に対する適応追加，甲状軟骨形成術2型に使用するチタンブリッジ®の製造販売承認取得などにより診断が効率化され，多くの施設で治療を行うことができるようになった．今後，病悩期間の短縮や治療機会の拡大が期待される．

Key words 痙攣性発声障害(spasmodic dysphonia)，甲状軟骨形成術2型(typeⅡ thyroplasty)，ボトックス(botox)

はじめに

　痙攣性発声障害は神経原性発声障害の一種で，発声時の声のつまりや途切れ，震えなどとともに嗄声を症状とする．動作依存性であり，会話時に徐々に症状が増悪することが多い．また，ストレスや緊張といった状況の変化により症状の増悪がみられる．同様の症状を呈する機能性発声障害とは症状や喉頭所見が基本的には異なっているが，痙攣性発声障害に音声振戦を合併したり，筋緊張性発声障害との鑑別が困難な症例も経験する．これまでは症状や会話音声，音読タスクなどの所見，喉頭内視鏡検査やストロボスコピーの所見に加え，音声機能検査などを利用し，診断を行ってきた．診断に関する検査法や特徴的な所見はこれまでも報告されてきたが，診断の困難さも相まって音声障害に関する十分な知識や経験を持つ耳鼻咽喉科医に依存してきた感は否めない．専門的な施設および喉頭科学を専門とする耳鼻咽喉科医による診断や治療が必要である点は当然であるが，

一定の診断基準および重症度分類ができたことは，喉頭科学を専門としない耳鼻咽喉科医にとっても診断の一助となりうる．診断までにかかる時間の短縮や，診断に至らず苦悩している患者が専門施設での診療を受けられる機会を得る可能性が高くなることは本疾患の診療に大きく寄与している．

　本稿では痙攣性発声障害についてこれまで行われてきた診断および治療，そして近年作成された診断基準や重症度分類による診断から治療方針の決定，そして保存的あるいは外科的治療について述べる．

痙攣性発声障害の病態生理

　痙攣性発声障害は声帯内転筋あるいは外転筋の発声時に生じる不随意収縮による発声障害であり，動作依存性の喉頭局所ジストニアと考えられている．ジストニアとは「中枢神経系の障害に起因し，骨格筋の持続のやや長い収縮で生じる症候」とされており，局所性，分節性，全身性，多

* Sugiyama Yoichiro，〒602-8566 京都市上京区河原町通広小路上ル梶井町465　京都府立医科大学耳鼻咽喉科・頭頸部外科学教室，学内講師

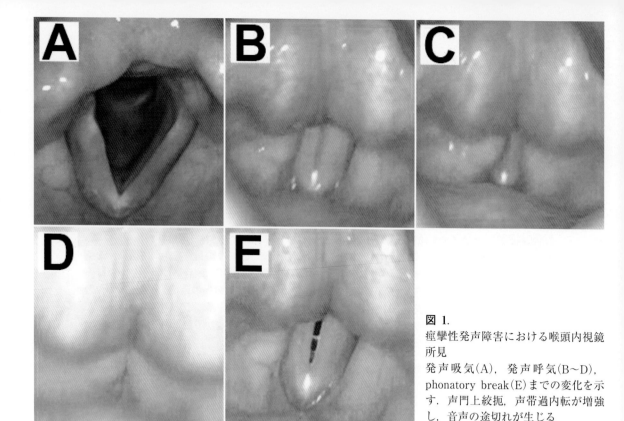

図 1.
痙攣性発声障害における喉頭内視鏡所見
発声吸気(A)，発声呼気(B〜D)，phonatory break(E)までの変化を示す．声門上絞扼，声帯過内転が増強し，音声の途切れが生じる

巣性，片側性に分類される[1)2)]．成人発症で最も多いのは局所性ジストニアである[2)]．また，特定の随意運動時に増悪するものを運動性ジストニアという．特定の動作や環境によってジストニア症状が出現したり増悪する動作特異性，そして特定の感覚刺激によって症状が軽快あるいは増悪する感覚トリックは痙攣性発声障害の特徴であるが，これもジストニアの特徴の1つである．ジストニアの機序は大脳基底核を中心とする運動ループの機能異常と考えられている[1)〜3)]．

　痙攣性発声障害では声の途絶，つまりが発声時に生じ，嗄声含め様々な症状を訴える．会話中に増悪することも多く，精神的な緊張により増悪する傾向がある．発症機序には大脳皮質，基底核など高位中枢の関与が指摘されており，脳幹については一部の関与が疑われるのみであるが，いずれにしても発声経路における何らかの異常が考えられる[4)]．ヒトの発声は主に皮質延髄路が担っているが情動系発声時は中脳中心灰白質を経由する発声経路が関与している[5)6)]．笑い声，泣き声などの

情動系発声では症状がみられないことは発声経路の違いが関与している．発声経路あるいはそれにかかわる中枢神経系による喉頭運動制御がどのように痙攣性発声障害の症状を誘発するのか，その原因や病態，神経生理的メカニズムについては現時点でも不明のままである．後に述べるボツリヌス療法や甲状軟骨形成術2型などの治療効果に関する病態生理的考察も未だ十分になされているとはいえない．

痙攣性発声障害の診断

　痙攣性発声障害患者の診察に際し，いわゆる音声途絶など特徴的な症状を訴えず，「声が出にくい」や「声が嗄れる」などを主訴に受診する場合もあるため，まずは音声障害に対する一般的な問診を行う．自覚症状を詳細に聴取するだけでなく，増悪するシチュエーションや時期，音声酷使の有無などを確認する．問診での会話時に痙攣性発声障害の音声徴候がみられるか，あるいは問診により電話応対やストレス時の増悪の訴えなど痙

攣性発声障害に特徴的な症状が確認できれば音声タスクを課して症状の出現の有無を観察する．喉頭内視鏡検査では器質的疾患の除外はもちろん，声帯麻痺や奇異性声帯運動の有無など他の神経疾患の除外も行う．声帯萎縮に伴う代償性の声門上絞扼がみられる場合もあり，注意が必要である．また，ストロボスコピーによる声帯振動の評価を行い，発声呼気の強さについても注意して観察する．同時に声帯の振戦を含む不随意運動の有無，母音持続発声での声帯運動の変化や音声タスク時の喉頭所見を観察する（図1）．感覚トリックと呼ばれる特定の感覚刺激による症状改善効果がみられる場合もある[1]．

内転型の場合，声帯過内転や声門上絞扼の所見が発声初期からみられるのか，あるいは文章の末尾に近づくにつれ増悪するのか，裏声または高音発声時の所見に変化がみられるのかをチェックする．気流阻止法や音響分析などの音声機能検査も診断に有用である．Jitter，Shimmer 高値や phonatory break の有無や頻度，aperiodicity などが特徴とされる[7]~[9]（図2）．

外転型は痙攣性発声障害全体の 10% 以下で稀なため，診断には比較的苦慮する可能性がある．動作特異性の気息性発声や失声，ささやき声などが特徴とされる．発声時の声門閉鎖不全については後輪状披裂筋の発声呼気時活動が原因となることがあり，喉頭筋電図検査も有用であるが，筋緊張性発声障害の一部でも同様の筋活動を認めることがあるため，個々の検査所見だけでなく，総合的に診断することが重要である．

内転型，外転型を含め，痙攣性発声障害は筋緊張性発声障害を含む機能性発声障害との鑑別に迷うことがある[9]．上記検査により特徴的な所見を確認できれば診断は容易であるが，音声治療を開始し，その反応性をみて診断する慎重さも必要である．

また，自覚的評価として voice handicap index（VHI），voice-related quality of life（V-RQOL）あるいは簡略版の VHI-10 は治療前後の比較として

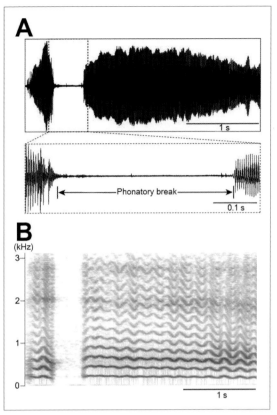

図 2. 痙攣性発声障害に音声振戦を合併した症例の音声機能検査所見

音声波形（A）およびサウンドスペクトログラム（狭帯域）（B）を示す．Phonatory break を拡大して下図に表示している（A）．サウンドスペクトログラムでは周波数の周期的な変動（約 5 Hz）が観察される（B）

も重要である．

診断に関しては上述のように様々な評価項目があるが，近年，痙攣性発声障害の診断基準および重症度分類が策定され，診断がより明確になった．必須条件（発声器官の器質的病変，運動麻痺，その他発声以外の喉頭機能に異常がなく，発症前に明らかな身体的・心因的原因がなく，症状が 6 ヶ月以上持続し，ジストニア以外の神経筋疾患がないこと）をすべて満たしたうえで，主症状である発声時の声のつまり，声の途切れ，非周期的な声のふるえ，努力性発声（内転型），気息性嗄声，声の抜けや失声，声の翻転，無力性嗄声（外転型）のうち 3 項目以上（混合型では両方の症状を併せ持つ）を認め，鑑別診断で他疾患を否定された場合，あるいは主要症状 3 項目以上を満たし，その

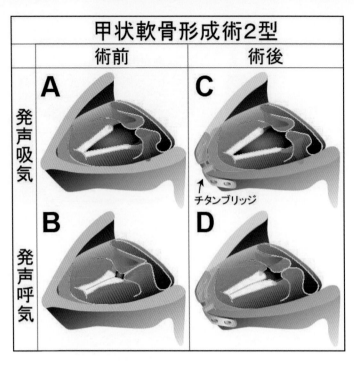

甲状軟骨形成術2型

術前	術後
A 発声吸気	**C** 発声吸気 チタンブリッジ
B 発声呼気	**D** 発声呼気

図 3.
痙攣性発声障害における声帯運動（発声吸気
（A），発声呼気（B））および甲状軟骨形成術 2
型後の声帯運動（発声吸気（C），発声呼気
（D））のシェーマ
発声呼気時の過度な声帯内転がチタンブ
リッジによる甲状軟骨の開大固定により声
帯の接触が緩和され症状が改善する

他の所見として話しにくい特定の語がある，高音
での発声時に症状が軽減するなどの参考となる所
見および特徴的な喉頭内視鏡所見，その他，喉頭の
不自然な不随意運動，感覚トリックという発声時
の所見のうち 3 項目以上を満たした場合，確実例
とされる．疑い例として主要症状 3 項目以上で鑑
別疾患が否定できない場合，あるいは主要症状 2
項目で，参考となる所見，発声時の所見のうち 2
項目以上を認める場合と定義された．重症度分類
に関しては VHI，社会的・心理的支障度による主
観的重症度，規定文朗読などを用いた他覚的評価
による客観的重症度を組み合わせた総合的重症度
として判定し，軽症，中等症，重症と区分された．

痙攣性発声障害の治療

保存的治療としては音声治療が挙げられる．
Vocal function exercise が現在の音声治療のスタ
ンダードであるが[10)11)]，音声治療が通常無効なの
が痙攣性発声障害の特徴でもある．直接的な治療
効果というより安定した発声呼気および声帯内転
運動を誘導することで治療効果の促進を図る．ま
た，声の衛生も円滑な治療遂行のために大切であ
る．

局所性ジストニアの第一選択はボツリヌス療法

である[1)]．随意運動を阻害する対立筋の過活動を
抑制することを目的とした局所治療であり，あく
まで対照的と考えられる一方で[2)]，眼瞼攣縮や痙
性斜頸などの疾患ではこれまでも行われてきた．
A 型ボツリヌス毒素は神経筋接合部でコリン作動
性神経終末の受容体に結合し，アセチルコリン放
出を阻害することにより筋弛緩作用を示す．筋弛
緩作用は神経発芽による再生作用により数ヶ月で
減退するといわれている[12)]．

痙攣性発声障害に対するボツリヌス療法は内転
型であれば甲状披裂筋に，外転型であれば後輪状
披裂筋にボトックス®を注入する．内転型に対し
て初回投与では片側のみ投与し，再投与時には，
片側あるいは両側投与を行う．外転型に対しては
両側投与は呼吸困難をきたす可能性があるため片
側投与を行う．注入後は約3～4ヶ月は効果が持続
するといわれている．両側投与での有効性の報告
もあるが[13)]，片側性でも効果がみられることがあ
り[7)14)]，その場合，非注入側の声帯運動も改善する
ため，筋弛緩作用のみが症状改善の作用機序であ
るかは議論のあるところである．

外科的治療として現在，主に行われている術式
は，甲状軟骨形成術 2 型あるいは声帯内筋切除術
である．

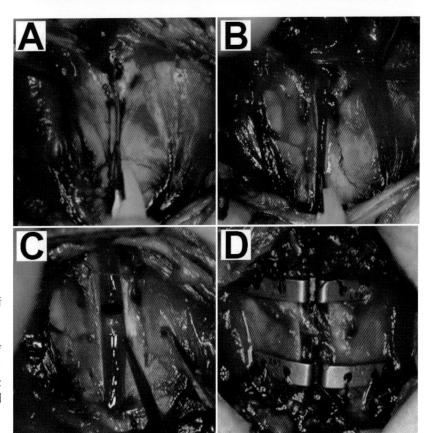

図 4.
甲状軟骨形成術 2 型の手術
所見
甲状軟骨の正中切開(A, B),
切開後(C), チタンブリッジ
固定後(D)を示す. 前交連よ
りやや頭側で瘻孔が生じた
が, 前頸筋弁の充填により閉
鎖した

甲状軟骨形成術 2 型は甲状軟骨を正確に正中で
縦に切開し, 外方へ牽引, 開大させ固定するもの
で, 発声時の過度な声帯内転に伴う両側声帯の接
触を緩和することを目的とした術式である. 一色
信彦先生が開発された術式であり, 内転型痙攣性
発声障害に対する効果が報告されて以降様々な工
夫がなされ[15)16)], 安定した効果が得られるように
なった(図3). 本術式の利点は局所麻酔下に音声
を聴取しながら声帯位を適切に調節することが可
能なこと, チタンブリッジで固定することにより
安定した声帯位を保つことができることである.
また, 再手術によりチタンブリッジを変更するこ
とで音声を再度調節することも可能である. 手術
の際に最も注意すべき点は甲状軟骨を正確に正中
で切開し左右対称に開大すること, 前交連近傍で
離開, 瘻孔が生じないよう慎重に牽引することで
ある. 特に, 正中からずれて切開し左右不均等に
牽引すると, 声門開大効果が減少し, 十分な改善
が得られないことがある. 瘻孔に対しては前頸筋

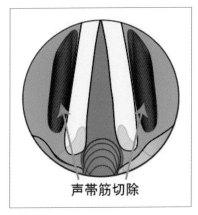

図 5. 声帯内筋切除術のシェーマ
直達喉頭鏡下に声帯靱帯外方で
内筋を切除する

弁で瘻孔部に充填することで対応可能である(図4).
　声帯内筋切除術は全身麻酔下に直達喉頭鏡を用
いて内筋を切除する術式である[17)18)](図5). 視野
が限られているため, 特に喉頭展開が困難な場
合, 不十分な切除にならないように注意が必要で
ある. 一方, 過剰切除による嗄声にも注意する必
要がある. 手術に際しては狭い視野で内筋切除を

両側性に行うため出血コントロールが重要である.

近年,痙攣性発声障害患者を対象とした第Ⅱ／Ⅲ相試験 A 型ボツリヌス毒素製剤の有効性検討および内転型痙攣性発声障害に対するチタンブリッジを用いた甲状軟骨形成術 2 型の効果に関する研究が行われた.その結果,ボトックス®の痙攣性発声障害に対する適応追加が承認され,また甲状軟骨形成術 2 型の際に用いる治療用医療機器チタンブリッジ®製造販売が承認された.

なお,甲状軟骨形成術 2 型については実施医基準を満たした耳鼻咽喉科医が実施施設基準を満たした施設で行うことが定められている.ボツリヌス療法についても施注資格を取得する必要がある.

これまで海外では広く行われているが日本では適応外使用ということで一般的な治療法として行われてこなかったボツリヌス療法,そして内転型痙攣性発声障害に対して甲状軟骨形成術 2 型が多くの施設で行うことができるようになったことは痙攣性発声障害に対する治療における進歩であると思われる.

まとめ

痙攣性発声障害の診断および診断に必要な病態生理の知識,そして保存的治療,外科的治療について近年の進歩を含め解説した.診断基準および重症度分類が作成され,診断がさらに効率的かつ的確に行えるようになったことは病悩期間の短縮や治療機会の拡大にもつながる可能性がある.また,ボツリヌス療法が痙攣性発声障害に適応追加されたこと,そして甲状軟骨形成術 2 型で使用するチタンブリッジが先駆け審査指定制度の対象品目として承認されたことは本疾患の治療の選択肢を多くの施設で共有することが可能になったという点で近年の進歩と考えることもできる.

参考文献

1) 目崎高広:ジストニアの病態と治療.臨床神経学,**51**:465-470, 2011.
2) 中村雄作:ジストニアの診断とボツリヌス療法.臨床神経学,**57**:367-372, 2017.
3) 梶 龍兒,佐藤健太,佐光 亘ほか:ジストニアの診断と治療―病態生理的アプローチ.臨床神経学,**48**:844-847, 2008.
4) Ludlow CL:Spasmodic Dysphonia:a Laryngeal Control Disorder Specific to Speech. J Neurosci, **31**:793-797, 2011.
5) Jürgens U:The neural control of vocalization in mammals:a review. J Voice, **23**:1-10, 2009.
6) Sugiyama Y, Shiba K, Nakazawa K, et al:Brainstem vocalization area in guinea pigs. Neurosci Res, **66**:359-365, 2010.
7) Zwirner P, Murry T, Swenson M, et al:Acoustic changes in spasmodic dysphonia after botulinum toxin injection. J Voice, **5**:78-84, 1991.
8) Zwirner P, Murry T, Swenson M, et al:Effects of Botulinum Toxin Therapy in Patients With Adductor Spasmodic Dysphonia:Acoustic, Aerodynamic, and Videoendoscopic Findings. Laryngoscope, **102**:400-406, 1992.
9) Sapienza CM, Walton S, Murry T:Adductor spasmodic dysphonia and muscular tension dysphonia:Acoustic analysis of sustained phonation and reading. J Voice, **14**:502-520, 2000.
10) Stemple JC, Lee L, D'Amico B, et al:Efficacy of vocal function exercises as a method of improving voice production, J Voice, **8**(3):271-278, 1994.
11) 平野 滋:音声障害の外科的治療とリハビリテーション.日耳鼻会報,**121**:818-823, 2018.
12) 西澤典子,柳田早織:痙攣性発声障害―臨床的特徴と診断のポイント―.喉頭,**30**:80-85, 2018.
13) Blitzer A, Brin MF:Treatment of spasmodic dysphonia(laryngeal dystonia)with local injections of Botulinum toxin. J Voice, **6**:365-369, 1992.
　Summary 痙攣性発声障害に対するボツリヌス療法による効果を報告した.
14) Ford CN, Bless DM, Patel NY:Botulinum toxin treatment of spasmodic dysphonia:Techniques, indications, efficacy. J Voice, **6**:370-376, 1992.
15) Isshiki N:Vocal mechanics as the basis for phonosurgery. Laryngoscope, **108**:1761-1766, 1998.
　Summary 痙攣性発声障害に対する甲状軟骨形成術 2 型の効果について初めて報告した.

16) Isshiki N, Sanuki T : Surgical tips for type II thyroplasty for adductor spasmodic dysphonia : modified technique after reviewing unsatisfactory cases. Acta Otolaryngol, **130** : 275-280, 2010.
Summary チタンブリッジを用いた甲状軟骨形成術 2 型の術式について詳細に記載されている.

17) 小野淳二, 牟田　弘, 望月隆一ほか：痙攣性発声障害に対する新しい外科的治療法. 喉頭, **10** : 17-21, 1998.

18) Nakamura K, Muta H, Watanabe Y, et al : Surgical treatment for adductor spasmodic dysphonia—efficacy of bilateral thyroarytenoid myectomy under microlaryngoscopy. Acta Otolaryngol, **128** : 1348-1353, 2008.

MB ENT, 245：68-72, 2020

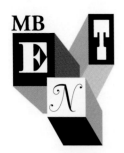

◆特集・私の新しい耳鼻咽喉科診療スタンダード―10〜20 年前とどう変わったか―

HPV 関連中咽頭癌の診断と治療について

小林徹郎[*1]　室野重之[*2]

Abstract　ヒトパピローマウイルス(HPV)関連中咽頭癌の存在が明らかとなり，中咽頭癌の診断治療に大きな変化が生じている．現在，欧米では 70%以上，本邦でも 50%以上の中咽頭癌がHPV に関連しているといわれている．この HPV 関連中咽頭癌は，従来の HPV 非関連癌と比較して，若年者に多く，予後をはじめとする臨床病理学的特徴が明らかに異なる独立した疾患であることがわかってきた．そのため，2017 年の TNM 分類改訂にあたっては，HPV 関連中咽頭癌は独立した項目となった．現在，HPV 関連中咽頭癌に関して治療強度を下げるための複数の臨床試験が進行中である．

Key words　ヒトパピローマウイルス(HPV)，UICC，AJCC，p16，中咽頭癌(oropharyngeal cancer)

はじめに

ヒトパピローマウイルス(human papillomavirus；HPV)は子宮頸癌の発癌に深くかかわっているが，近年では中咽頭癌における HPV 感染が問題になっている．特に，欧米では中咽頭癌の罹患数は増加しているが，その原因として HPV 陽性の中咽頭癌が増加していることが指摘されている．また，本邦においても HPV 関連中咽頭癌は増加傾向にある．HPV 関連中咽頭癌は従来の喫煙や飲酒に伴う HPV 非関連中咽頭癌とは臨床的に異なり，化学療法や放射線治療への反応性が良く，予後は良好なことが報告されている．そのため，第 7 版 UICC/AJCC TNM 分類では HPV 関連中咽頭癌の予後を正確に反映しないことが判明し，2017 年に TNM 分類は改訂され(UICC/AJCC第 8 版)，HPV 関連中咽頭癌は独立した項目として分類されることになった[1)2)]．本稿では HPV 関連中咽頭癌の歴史的な経緯と診断・治療について概説する．

HPV について

HPV は，主として性行為でヒトの生殖器粘膜・皮膚に感染する二本鎖 DNA ウイルスである．1983 年にドイツの zur Hausen が子宮頸癌組織から HPV16 型を分離し，発癌ウイルスとして注目され急速に研究が行われた．その発見により zurHausen は 2008 年にノーベル生理学・医学賞を受賞している．HPV は 100 種類以上の型があり，癌関連 HPV(高リスク型)として 15 の型が知られている．その後の研究で HPV は子宮頸癌のみならず中咽頭癌，肛門癌，陰茎癌など様々な癌に関連していることが判明した．

HPV 関連中咽頭癌の歴史的な経緯

頭頸部癌は 6 番目に多い癌腫であり，世界で年間約 650,555 人が罹患し死亡数は 300,000 人と報告されている[3)4)]．そして，上咽頭癌を除いた咽頭癌の罹患数の 2012 年における推定値は世界で男性 111,500 人，女性 27,000 人，合計 142,000 人で

*1 Kobayashi Tetsuro，〒 960-1295 福島県福島市光が丘 1　福島県立医科大学耳鼻咽喉科学講座，助手
*2 Murono Shigeyuki，同，教授

あり死亡数は男性 77,600 人，女性 18,500 人，合計 96,100 人と報告されている[5]．様々な報告では頭頸部扁平上皮癌の患者数は大きな増減がないかむしろ減少傾向とされている．その原因としては喫煙率や飲酒量の減少が考えられている[6]．一方で，中咽頭癌の罹患数は，徐々に増加していることが指摘されており，その原因として世界的な HPV 関連中咽頭癌の増加が指摘されている[7)8]．

1992 年に Snijders らにより HPV が扁桃癌に関与していることが示唆された[9]．その後，2010 年に Ang らはシスプラチン併用の化学放射線治療を行ったステージⅢまたはステージⅣの中咽頭扁平上皮癌症例において（RTOG0129 試験），3 年粗生存率は HPV 陽性例が 82.4% であったのに対して陰性例は 57.1% であり，HPV 感染は独立した予後因子であったと報告した[10]．その他にも数々の海外での大規模臨床試験においても同様の結果が得られ，HPV 関連中咽頭癌は HPV 非関連中咽頭癌よりも予後が良いことが示された．

海外での中咽頭癌の推移と HPV 感染

2011 年に Chaturvedi らはハワイ州，アイオワ州，カリフォルニア州の癌登録のデータベースから 1984～2004 年までの中咽頭癌症例 5,775 例のうち 271 例で HPV 感染の有無を確認し，年代別に人口との比率で罹患数の推移を報告している[11]．その結果，HPV 陽性中咽頭癌は 1988～1990 年では人口 10 万人に対して 0.8 人であったのに対して 2003～2004 年では 2.6 人へ増加している．中咽頭癌全体では 2.8 人から 3.6 人への増加であり，HPV 陰性の中咽頭癌は同時期で 2.0 人から 1.0 人へ減少している．2005 年に報告された系統的レビューでは中咽頭癌における HPV 感染率は 35.6% でありアメリカでは 47.0% であったが，既にヨーロッパの 28.2% より高率であった[12]．その 3 年後のレビューでは中咽頭癌の HPV 感染率は 38.1% と増加傾向を示している[12]．そして，スウェーデンの報告では HPV 感染の急激な増加を示しており 1970 年代では 23% であったのが 1980 年代では 29% で，1990 年代では 57% となり，その後も増加して 2006～2007 年では 93% となっている[13]．Mehannna らは 345 の報告をもとにメタ解析を行っているが，それによると中咽頭癌における HPV の感染率は現在までの報告の平均では 47.7% であり，2000 年以前の 54 の報告では HPV 感染は 40.5% であったが 2005 年以降の報告では 72.2% と有意に増加している．各国の内訳をみると，ヨーロッパと北アメリカで有意に増加傾向を示している[14]．

HPV 関連中咽頭癌のリスク因子

このように中咽頭癌が欧米で増加する原因としては，若年者の性活動の活発化，多様化によって性感染症としての一面を持つ HPV 関連の頭頸部癌の発生率が上昇しているためと考えられている．かつての世代と比べ，オーラルセックスのパートナーが多い，若い時期からオーラルセックスをしてきた，などの性習慣の変化と，相対的喫煙の減少によるタバコ関連癌の減少が，HPV 関連癌の増加に反映しているといわれている[15]．HPV 陽性頭頸部癌のオッズ比を調べたケースコントロール研究では，オーラルセックスパートナーを持たなかったコントロール群に比べて，1～5 人のオーラルセックスパートナーを持ったケース群では 2 倍，6 人以上のパートナーを持ったケース群では 5 倍に増加したことがわかっている[15]．

我が国での中咽頭癌 HPV 感染

我が国でも中咽頭癌における HPV 感染に関する報告は以前から行われている．水町らの 2010 年の報告では 83 例の中咽頭癌のうち HPV 陽性は 26 例で 31% であり，加藤らの 2010 年の報告では前壁および側壁中咽頭癌 30 例のうち HPV 陽性が 16 例，53% と報告している[16)17]．その後，藤井らにより初の全国規模の多施設共同研究が行われた．1 回目調査は 2008～2010 年の 157 例中 79 例で HPV 感染が検出され感染率は 50% であった[18]．2 回

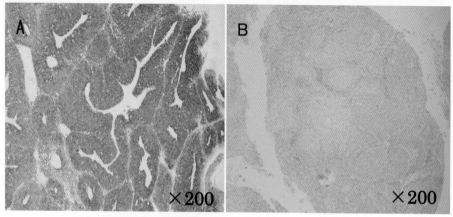

図 1. HPV 関連中咽頭癌における p16 発現　CINtec p16（E6H4）
A：核および細胞質に強い陽性を認める（p16 陽性）
B：核および細胞質に発現を認めない（p16 陰性）

目調査は 2014〜2016 年で行われ，92 例中 65 例で HPV 感染が検出され陽性率は 71％であった．以上から本邦における HPV 感染率は欧米と同様に増加傾向であることが判明した．

HPV 関連中咽頭癌の診断

2017 年に発刊された新しい TNM 分類 UICC/AJCC 第 8 版では，HPV 関連中咽頭癌を分類するために p16 免疫染色が診断方法として用いられることになった[1)2)]．中咽頭癌が p16 陽性中咽頭癌と p16 陰性中咽頭癌の 2 つに分類され，p16 陽性中咽頭癌は大幅にダウンステージングされた．例として第 7 版で T1N2bM0 stageⅣA であった中咽頭癌症例が p16 陽性であった場合，第 8 版だと T1N1M0 stage I になる．

p16 は CDKN2A（サイクリン依存性キナーゼ阻害 2A：cyclin-dependent kinase inhibitor 2A）とも言い，p53 と同様ながん抑制遺伝子として 1994 年に発見された[19)]．その後，p16 免疫染色が HPV 関連中咽頭癌において HPV 感染のサロゲートマーカー（代替マーカー）として注目されるようになった．HPV 感染を検出する方法として他に，HPV-DNA を検出する PCR 法や HPV-ISH（in situ hybridization）などがあるが p16 免疫染色の方がコスト面で汎用性が高いことなどから代替マーカーとして採用された．

AJCC における p16 陽性基準は，強い核と細胞質の過剰発現を典型とし，核にのみ染色されるものも陽性とするが，非特異的に細胞質に発現を認めるものは陽性から除外するとしている[1)]．HPV 陽性の判定は AJCC では核の発現頻度が $+2/+3$ 以上で 75％以上陽性分布を p16 陽性と判定している（図 1）．一方，頭頸部癌取り扱い規約（第 6 版）では発現頻度に規定はなく 70％以上を陽性としている[20)]．取り扱い規約の注釈では「5％の差異は実際のルーチン上は誤差レベルであり，上記の参考文献でも臨床試験を通じて提唱され，判定しやすい基準という観点から，本取り扱い規約では p16 の判定基準を 70％と設定する」と記載している．実際の運用面では p16 陽性の腫瘍細胞はほぼ 100％近い陽性所見を認めることから 70％と 75％で問題になることはないと思われる．しかし，用いる p16 抗体の種類によって染色性に差が出るため p16 抗体の選択には慎重を要する．腫瘍以外の正常細胞にも染まるような抗体は偽陽性になりやすく，安定した染色性を示す抗体として clone E6H4 または JC8 が推奨され[21)]，一般的には CINtec p16（E6H4, Roche）が用いられることが多い．

このように p16 免疫染色は HPV 関連中咽頭癌を診断するために必須の検査となったが，本邦ではいまだ保険適用になっていない．臨床の現場では病理医の判断により免疫染色病理組織標本作成（400 点）で p16 検査が行われているが，適正な保険点数とはいえず，TNM 分類の改訂に保険点数が追い付いていないのが現状である．また，p16 検査が行われなかった場合には，p16 陰性中咽頭

癌として取り扱われることになるので，中咽頭癌の適正な病期分類を行うためには p16 検査は必須と認識しなければならない．

HPV 関連中咽頭癌の治療

　現在，HPV 関連中咽頭癌の治療強度を下げてよいという十分なエビデンスのある報告はなく HPV 非関連中咽頭癌と同様に治療を行うべきである．ただし，国内外で HPV 関連中咽頭癌の良好な予後を保持したまま有害事象の低減を目的とした複数の臨床試験が進行中である．なかでもシスプラチンとセツキシマブによる治療強度低減を目指した RTOG1016 試験は BRT（biological agent＋radiotherapy）と CRT（chemoradiotherapy）を直接比較したランダム化試験であり，その結果が注目された．結果は毒性は同等であったが，5 年全生存率はシスプラチン群の 84.6％に対してセツキシマブ群では 77.9％と低く，シスプラチンに対する非劣勢を示すことができなかった．5 年無増悪生存率についてもシスプラチン群の 78.4％に対してセツキシマブ群では 67.3％と有意に低かった[22]．

　本邦でも，HPV 関連中咽頭癌に対する診療ガイドライン作成の根拠となるエビデンスを創出することを目標とした家根班による AMED「HPV 関連中咽頭癌の治療最適化に関する研究」が進行中である．今後，治療強度の低減が可能となれば患者の QOL 向上が期待される．

おわりに

　TNM 分類第 8 版にて p16 陽性中咽頭癌のダウンステージングがなされた．今後は HPV 関連中咽頭癌の予後が良いという特性を生かし，臨床試験や研究データを活用して，より低毒性な治療を行う方向性を探求するべきである．今後の研究の発展が期待されるところである．

文　献

1) Amin MB, Edge SB, Greene FL(eds)：American Joint Committee on Cancer(AJCC)Cancer Staging Manual, 8th edn：55-181, Springer, New York, 2017.

2) James DB, Mary KG, Christian W(eds)：International Union against Cancer(UICC). TNM classification of malignant tumours, eighth edn. Wiley, New York, 2017.

3) van Monsjou HS, Balm AJ, van den Brekel MM, et al：Oro-pharyngeal squamous cell carcinoma：a unique disease on the rise? Oral Oncol, 46(11)：780-785, 2010.

4) Mignogna MD, Fedele S, Lo Russo L：The world cancer report and the burden of oral cancer. Eur J Cancer Prev, 13(2)：139-142, 2004.

5) WHO/ICO Information Centre on HPV and Cervical Cancer(HPV Information Centre). Human Papilloma virus and Related Cancers in World. Summary Report 2010(http://www.who.int/hpvcentre/en/).

6) Sturgis EM, Ang KK：The epidemic of HPV-associated oro-pharyngeal cancer is here：is it time to change our treatment paradigms? J Natl Compr Cancnetw, 9(6)：665-673, 2011.

7) Ferlay J, Shin HR, Bray F, et al：Estimates of world wide burden of cancer in 2008：GLOBOCAN 2008. Int J, 127(12)：2893-2917, 2010.

8) D'Souza G, Kreimer AR, Viscidi R, et al：Case-control-study of human papillomavirus and oropharyngeal cancer. N Engl J Med, 356(19)：1944-1956, 2007.

9) Snijders PJ, Cromme FV, van den Brule AJ, et al：Prevalence and expression of human papillomavirus in tonsillar carcinomas, indicating a possible viral etiology. Int J Cancer, 51：845-850, 1992.

10) Ang KK, Harris J, Wheeler R, et al：Human papillomavirus and survival of patients with oropharyngeal cancer. N Engl J Med, 363：24-35, 2010.

11) Chaturvedi AK, Engels EA, Pfeiffer RM, et al：Human papillomavirus and rising oropharyngeal cancer incidence in the United States. J Clin Oncol, 29(32)：4294-4601, 2011.

12) Kreimer AR, Clifford GM, Boyle P, et al：Human papillomavirus types in head and neck squamous cell carcinomas worldwide：a systematic review. Cancer Epidemiol Biomarkers

Prev, **14**(2)：467-475, 2005.

13) Termine N, Panzarella V, Falaschini S, et al：HPV in oral squamous cell carcinoma vs head and neck squamous cell carcinoma biopsies：a meta-analysis(1988-2007). Ann Oncol, **19**(10)：1681-1690, 2008.

14) Näsman A, Attner P, Hammarstedt L, et al：Incidence of human papillomavirus(HPV)positive tonsillar carcinoma in Stockholm, Sweden：an epidemic of viral-induced carcinoma? Int J Cancer, **125**(2)：362-366, 2009.

15) Gillison ML, D'Souza G, Westra W, et al：Distinct risk factor profiles for human papillomavirus type 16-positive and human papillomavirus type 16-negative head and neck cancers. J Natl Cancer Inst, **100**：407-420, 2008.

16) 水町貴諭，加納里志，原　敏浩ほか：中咽頭扁平上皮癌におけるHPV感染と治療成績の検討．頭頸部癌, **36**(4)：498-501, 2010.

17) 加藤久幸，油井健宏，岡田達佳ほか：Human Papillomavirus(HPV)関連前壁・側壁型中咽頭扁平上皮癌の分子生物学的検討．頭頸部癌, **36**(3)：339-343, 2010.

18) 藤井正人：頭頸部癌における HPV 感染の現状と対策　わが国における中咽頭癌 HPV 感染の現状　多施設共同研究から．頭頸部癌, **38**(4)：390-393, 2012.

19) Nobori T, Miura K, Wu DJ, et al：Deletions of the cyclin-dependent kinase-4 inhibitor gene in multiple human cancers. Nature, **368**：753-756, 1994.

20) 日本頭頸部癌学会(編)：頭頸部癌取り扱い規約第 6 版．金原出版, 2018.

21) Shelton J, Purgina BM, Cipriani NA, et al：p16 immunohistochemistry in oropharyngeal squamous cell carcinoma：a comparison of antibody clones using patient outcomes and high-risk human papillomavirus RNA status. Mod Pathol, **30**：1194-1203, 2017.

22) Gillison ML, Trotti AM, Harris J, et al：Radiotherapy plus cetuximab or cisplatin in human papillomavirus-positive oropharyngeal cancer (NRG Oncology RTOG 1016)：a randomised, multicentre, non-inferiority trial. Lancet, **5**：40-50, 2019.

Summary　HPV 関連中咽頭癌を放射線＋シスプラチン群と放射線＋セツキシマブ群にランダムに割り付け，シスプラチンに対するセツキシマブの非劣性を検討した多施設共同ランダム化比較試験である．

MB ENT, 245：73-80, 2020

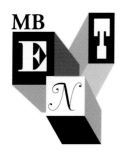

◆特集・私の新しい耳鼻咽喉科診療スタンダード―10～20年前とどう変わったか―

早期咽喉頭癌の診断と
経口的切除術の進歩

森　照茂*

Abstract　近年はどの悪性腫瘍でも早期発見，早期治療が重視されている．頭頸部領域においても10～20年前には見つけることが難しかった粘膜表在癌＝早期癌の診断は，光学機器の発展により早期発見，早期診断が可能になってきた．早期発見に関しては，特に観察が難しい下咽頭領域においては modified Killian 法といった観察方法を工夫することで診断精度が上がることも知られている．また，光学系の観察精度の向上は，経口的切除術の術野観察のみならず，切除範囲の決定にも非常に有用であると感じている．

　治療においては，先端可変型の鉗子や電気メスの登場により，経口的に病変部に対して多方向アプローチが可能となり，より繊細な経口的切除術ができるようになった．

　頭頸部領域は QOL に密接にかかわる部位であり，咽喉頭癌は早期発見，早期治療を行うことで，特に低侵襲手術や臓器温存手術を行い患者の quality of survival（QOS）を維持することが重要である．

Key words　粘膜表在癌（superficial carcinoma），ビデオスコープ（video scope），画像強調観察（image-enhanced endoscopy；IEE），経口的切除術（transoral surgery），低侵襲手術（minimally invasive surgery）

はじめに

　頭頸部癌は，胃癌や肺癌など他のがんに比べて発生頻度は低く，すべてのがんの5％程度と考えられている．全体数は少ないが，喉頭，咽頭などは社会生活を送るうえで重要な発声，嚥下といった機能があり，疾病やその治療でこの部位に障がいが起きると直接 quality of life（QOL）に影響するため，がんを治すための根治性と QOL とのバランスを保った治療が必要である．QOL と根治性を双方とも上げるためには早期発見，早期治療が必須であり，それが患者の quality of survival（QOS）維持に繋がる．

　近年，日常診療に用いる耳鼻咽喉内視鏡，特にビデオスコープ（以下，VS）の発展は目覚ましく，より細かくより重要な情報を得ることが可能にな

り，今までは診断することができなかった早期咽喉頭癌が発見されることが多くなり，その治療にあたる機会も増えてきた．その早期治療の1つに経口的切除術（transoral surgery；TOS）がある．TOS は本邦においては塩谷らが transoral videolaryngoscopic surgery（TOVS）[1]～[5]を，佐藤らが endoscopic laryngo-pharyngeal surgery（ELPS）[6][7]を開発し，各施設で創意工夫され，より低侵襲な手術手技へと成長してきた[8][9]．TOS は，その治療効果や QOS が維持できるため早期咽喉頭癌の治療選択肢として大きな比重を占めつつある[5][10]．

　本稿においては，VS を用いた早期咽喉頭癌の観察と診断[11]，そして TOS の進歩について解説していく．

* Mori Terushige，〒761-0793　香川県木田郡三木町池戸1750-1　香川大学医学部耳鼻咽喉科学，助教

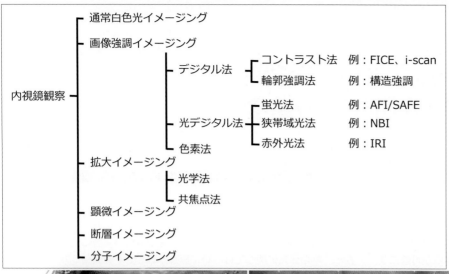

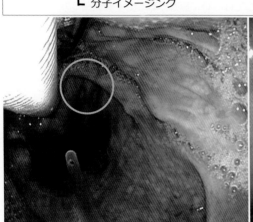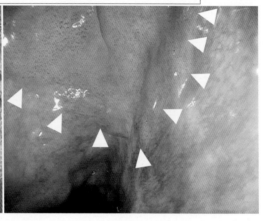

図 1.
内視鏡観察法の分類と画像強調
イメージング（IEE）
　a：上部下部消化管観察で用い
　　られるイメージング．上部下部
　　化管観察で用いられるイメー
　　ングは咽喉頭癌にも有用であ
　b：TOS 時の遠隔観察 WLI な
　　びに近接観察 IEE．○部の近
　　観察 IEE では，がんの進展範
　　を正確に把握できる．IEE を
　　うと，がんの進展範囲を正確
　　把握することができ，切除範
　　を決定するのに有用である（
　　症例の IEE は NBI を行った）

a
―
b

針[12)]にある内視鏡所見を理解しておくことが重要
である．

診断の進歩

1．ビデオスコープを用いた内視鏡観察と画像
　強調イメージング

　日常診療の場において広く普及してきた VS の
進歩は目覚ましく工学系の進歩も相まってより微
細な観察が可能となった．特に，通常白色光イ
メージング（white light imaging；WLI）の観察だ
けではなく，画像強調イメージング（image-
enhanced endoscopy；IEE）が行われるように
なってきた（図 1-a）．特に，光デジタル法の狭帯
域光法（narrow band imaging；NBI）が食道や胃
といった消化管だけではなく，早期咽喉頭癌の診
断のみならず，手術中の切除範囲の決定にも有用
なことが実証されている[9)11)]（図 1-b）．
　頭頸部癌専門医や TOS を行う医師のみならず，
すべての耳鼻咽喉科医が頭頸部表在癌取扱い指

2．咽喉頭癌における内視鏡観察法とその分類

　内視鏡観察では頭頸部表在癌は WLI 観察では
やや赤みがかった領域として観察される．これは
昔から使用されている所謂ファイバースコープで
も同様な所見が得られるが，CCD の高密度化によ
り HD 対応ができるようになった VS はより微細
な観察を可能とし，その視認性は非常に優れてい
る．
　また，VS は IEE を行うことも可能であり，NBI
観察を行うと粘膜表面の微小血管の血管形態の変
化や粘膜微細模様を持った領域として観察するこ
とが可能である．特に，粘膜表在癌においては，
高度な血管形態の変化を伴う『異常な』乳頭内血
管（intra-epithelial papillary capillary loop；
IPCL）が観察される[13)]．

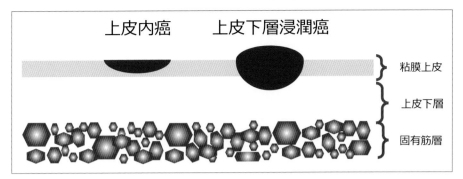

図 2. 咽喉頭粘膜表在癌の構造
頭頸部領域の粘膜には粘膜筋板は存在せず，上皮内癌と上皮下層浸潤癌とに分類される
（文献 12 より改変）

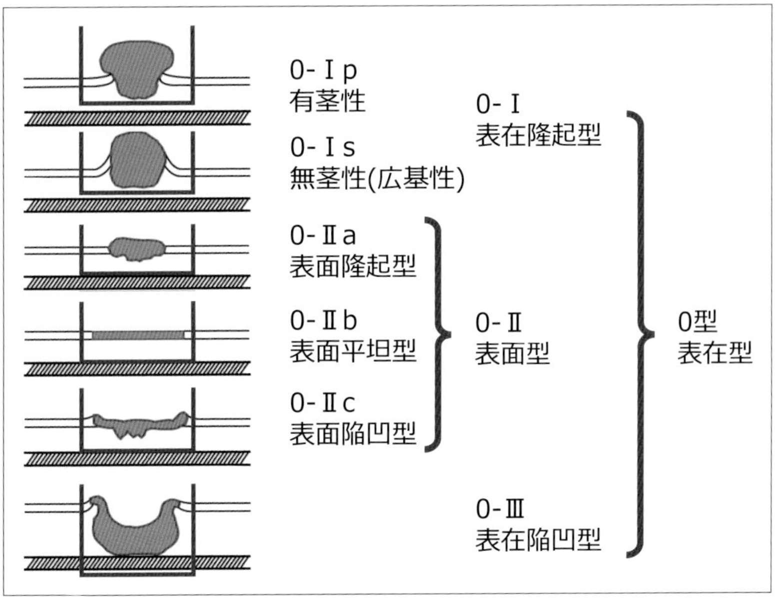

図 3.
頭頸部表在癌の病型分類と切除
深度のイメージ
「表在型」の表記方法の 0 型を頭
頸部表在癌でも使用する．壁深達
度分類と病型分類とは必ずとも
相関しない
＊赤枠で囲った範囲が仮想切除
ライン．上皮下層深くに到達して
いる 0-Ⅲ型などは固有筋層合併
切除など考慮すべきである
（文献 12 より改変）

0-Ⅰp
有茎性

0-Ⅰs
無茎性(広基性)

0-Ⅰ
表在隆起型

0-Ⅱa
表面隆起型

0-Ⅱb
表面平坦型

0-Ⅱ
表面型

0-Ⅱc
表面陥凹型

0-Ⅲ
表在陥凹型

0型
表在型

　頭頸部表在癌は上皮内癌と上皮下層浸潤癌とに
分類され，リンパ節転移の有無は問われない（図
2）．日本頭頸部癌学会表在癌委員会が取りまとめ
た頭頸部表在癌取扱い指針[12]を参考にされたい．
　頭頸部表在癌における内視鏡観察法の分類を示
す（図 3）．頭頸部表在癌の病型分類は食道癌取扱
い規約に準ずる．「表在型」の表記方法の 0 型を頭
頸部表在癌でも使用する．

3．咽喉頭腔の内視鏡観察時の工夫

　早期咽喉頭癌は非常に微細であり見落とす可能
性がある[11]．特に，中咽頭腔の観察において，経
口的挿入による観察は経鼻的挿入による観察では
観察困難であった舌扁桃溝や前後口蓋弓溝，後壁
の観察精度が高くなり，非常に有用な観察手技で
ある[15]．観察時の工夫として，患者自身に舌を前
方に牽引していただいたり，マウスピース（図 4-
a）を咥えてもらったりなど口狭にストレスをかけ
ない状態で観察することが重要である（図 4-b, c,
d）[11)15)]．

　また，下咽頭腔の観察においては 10 年ほど前ま
ではフード付き耳鼻咽喉内視鏡や上部消化管内視
鏡検査などを実施しなければ詳細な観察は困難で
あったが，近年では modified Killian 法が下咽頭
腔の観察には必須の手技として普及してきた[15]．
本手技を行うことで下咽頭癌の詳細な観察が可能
となり，適切な症例選択を行い，低侵襲治療であ
る TOS が行え，患者の QOS 維持に貢献してい
る[11)15)]．体位を取ることが難しい患者においても
前述のマウスピースを使用することで下咽頭腔の
観察の一助となる（図 4-e, f）．

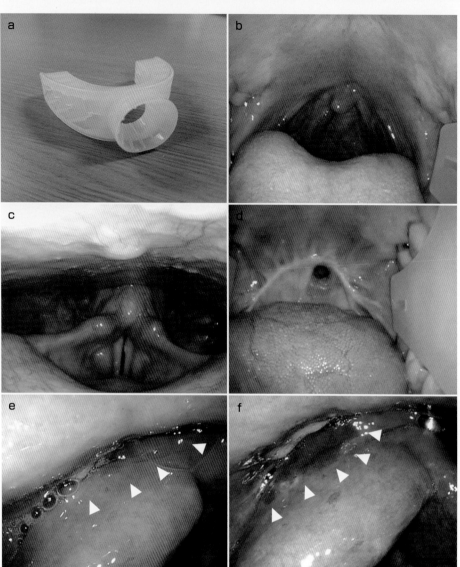

図 4.
経口的挿入観察時に有用な
マウスピース

a：Gagless マウスピー
ス．一般医療機器内視鏡
用マウスピース．http://
www.inaba-rubber.
co.jp/gagless/index.php

b，c：Gagless マウス
ピースを使用した咽頭，
喉頭観察．咽頭腔が拡が
り，スムーズにビデオス
コープが挿入できる．下
咽頭腔までスムーズに挿
入できる．左声帯結節を
認める

d：軟口蓋癌再建術後の中
咽頭腔観察．本症例のよ
うに経鼻的挿入による観
察が困難な症例にも有用
である

e：軟口蓋癌再建術後の下
咽頭腔観察（WLI）．WLI
観察ではやや赤みがかっ
た領域として観察され，
異時性重複癌として下咽
頭癌が診断された

f：軟口蓋癌再建術後の下
咽頭腔観察（NBI）．WLI
観察ではやや赤みがかっ
た領域として観察され，
異時性重複癌として下咽
頭癌が診断された

4．経口的手術におけるビデオスコープの有用性

手術は全身麻酔で行う．一般的に弯曲型のリト
ラクターを使用する際には軟性内視鏡を，直線型
のリトラクターを使用する際には硬性鏡を使用し
ている施設が多い．特に，弯曲型のリトラクター
を使用する ELPS は手術手技開発当時から現在に
至るまで，消化器内科医が上部消化管内視鏡を用
いて術野観察を行うことが多い[6)7)]．しかし，人員
配置や治療日程の関係で消化器内科医を scopist
として配置することが難しい場合があり，我々は
耳鼻咽喉科・頭頸部外科医のみで行う手技を開発

し報告してきた[8)]．上部消化管の内視鏡的粘膜切
除術（endoscopic mucosal resection；EMR），内
視鏡的粘膜下層剥離術（endoscopic submucosal
dissection；ESD）などと同様に頭頸部表在癌の上
部消化管内視鏡検査に用いられているものが最良
の選択肢ではあるが，近年，耳鼻咽喉 VS も目覚
ましい発展を遂げており[9)11)14)]，ワーキングスペー
スの確保や日常診療での使い慣れているものを使
用することにメリットがあると感じている．

5．耳鼻咽喉ビデオスコープに期待される今後の発展

鏡視下手術を行ううえでは内視鏡による診断が

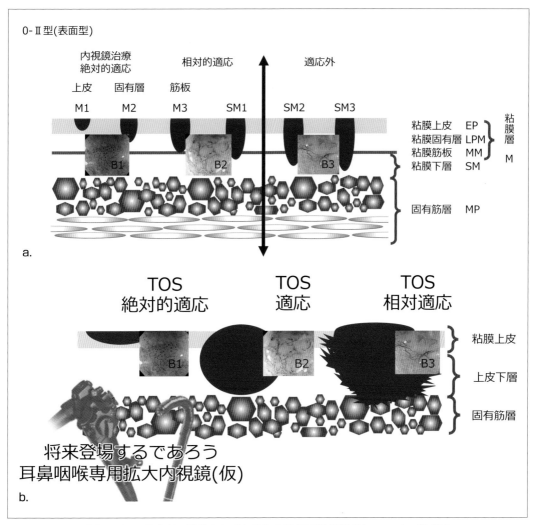

図 5. 0-II 型病変の異常な IPCL 像と内視鏡下治療適応についての模式図
　a：早期消化器癌 0-II 型病変の異常な IPCL 像と内視鏡下治療適応についての模式図．早期消化
　　　器癌において B3 血管を有する 0-II 型病変は内視鏡治療の適応外である
　b：早期咽喉頭癌 0-II 型病変の異常な IPCL 像と内視鏡下治療適応(仮)についての模式図．近い
　　　将来登場する可能性のある耳鼻咽喉専用拡大内視鏡(仮)で観察した所見から TOS の絶対的適
　　　応，適応，相対適応が決められる時代がやってくることが望まれる

必須であるが，その診断精度は消化器内視鏡領域に比べて未熟な状態である．早期消化器癌における内視鏡治療においては，その内視鏡所見から手術適応されるまで成熟している(図 5-a)．

　頭頸部表在癌においても，消化器領域で用いられるような耳鼻咽喉専用拡大内視鏡の開発が望まれる(図 5-b)．

経口的切除術の進歩

　10 年前と比べて TOS は実施される施設が増えてきた．それもフロントランナーらが様々な学会で医療教授を行ってきたおかげである[3)4)6)7)]．
TOS は 10 年前と比べて何が変化したかを述べたい．

1．『層』を意識した hydrodissection

　我々はヒアルロン酸ナトリウム溶液，1%エピネフリン含有リドカイン液，アドレナリン希釈液を病型，腫瘍の局在などにより使い分けている．何れの注射薬剤を用いる場合でも重要なことは，① 切除範囲のマーキング外側の ② 術野奥側から上皮下注射を行い，水性剝離(hydrodissection)/粘膜挙上(mucosal elevation)を行うこと，③ 上皮

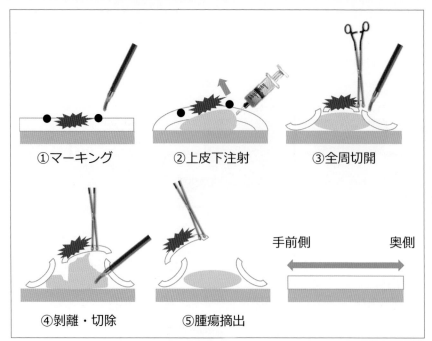

図 6.
経口的切除術の一連の手順
①～⑤の手順で行うことが
基本である．鏡視下手術の
基本的な手技であるが，術
野奥にあるものを手前に移
動させて，手前で操作する
ことを心掛ける

① マーキング　　② 上皮下注射　　③ 全周切開

④ 剥離・切除　　⑤ 腫瘍摘出　　手前側　　奥側

下注射後にマーキング外側の全周切開を行うこと
である（図6）．

全周切開後に ④ 剥離・切除を行うが，術野奥側
から切除できれば良いが実際は難しいことが多
く，様々な方向からカウンタートラクションをか
けながら切除していくことが多い．

2．良好な vascular control を可能とするデバイスの登場

TOS を行うには transoral endoscopic anatomy
と呼ばれる，inside-out の解剖学的知識が必須で
ある[9]．Inside-out で特に重要なのは動脈，静脈の
走行である．

出血の制御（vascular control；VC）ができなけ
れば頸部外切開手術への移行（conversion）とな
る．可能な限り TOS の conversion は避けたい．
マレアブルバイポーラやクリップなどが止血デバ
イスとして有用である[9]が，近年はサクション
ボール・コアギュレーター（山科精器）という sin-
gle-use device（SUD）もあり，エルベ社製高周波
手術装置 VIO シリーズを高周波電源装置として
使用するとサクションしながらソフト凝固で止血
することができる．先端がボール状になっており
鈍的剥離子として使用することも可能である．
我々は φ5 mm/230 mm アングルドを愛用してお

り TOVS/ELPS ともに有用である．

術野の吸引，洗浄，止血を 1 本で行える HiQ
Plus 送水・吸引管（OLYMPUS）φ5 mm/360 mm
も非常に有用である（図7-a）．チューブがスト
レートタイプであるため TOVS での使用経験し
かないが，SUD ではないため重宝している．

3．様々な手技を可能にする新しい鉗子類の登場

自身が愛用している鉗子類をいくつか紹介した
い．

1）HICURA シリーズバイポーラ鉗子（OLYMPUS）

WA69424M Precision Forceps φ5 mm（ジョー
の長さ：24 mm），WA69422M Tweezers Forceps
φ5 mm（ジョーの長さ：17 mm）（図7-b）

何れの鉗子も TOVS を行う際に愛用している．
φ5 mm と太い鉗子ではあるが，バイポーラ機能
を有しており，不意の出血に対する止血操作で鉗
子を持ち替える必要がないため重宝している．剛
性感も申し分ない．

2）アングル鉗子（HEIWA）：ES2204 φ3 mm（ジョーの長さ：9 mm）（図7-c）

最大 60°のアングルをかけた状態で使用可能で
あり，ローテーション機能を有する鉗子である．

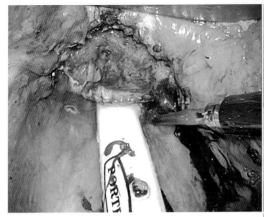
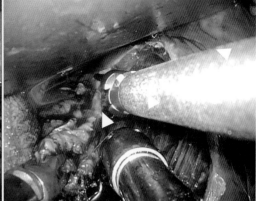
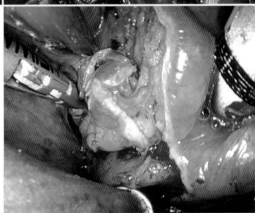

図 7.

TOS に有用な新しい止血デバイスや鉗子類

　a：HiQ Plus 送水・吸引管. 舌根部癌に対する TOVS/手元のレバーで吸引チャンネルと送水チャンネルを操作する. 凝固電極チューブを使用することで送水吸引をしながら高周波凝固が行える

　b：HICURA シリーズバイポーラ鉗子. 中咽頭後壁癌に対する TOVS/特にジョーの先がファインなものを用いると, ジェネレーターを細かく設定し電流密度を上げることによりバイポーラカット機能を応用することができる. 確実な把持, 止血凝固が鉗子を持ち替えることなく行える

　c：3 mm アングル鉗子. 梨状陥凹癌に対する ELPS/画面 4 分割法を意識しながら複数の鉗子類を挿入しても, 最適な角度にアングルを自由自在に変えられる. 有効長は 240/270/300/330 mm が選択可能である

φ 3 mm と繊細なジョーを有し TOVS/ELPS ともこの鉗子は欠かせない[9].

おわりに

　我々は, 10 年前と比べてより高密度になった CCD を有する新型 VS を使用できるようになったものの, その解像度は消化器内視鏡と比較すると劣る. 早期咽喉頭癌の診断においては, 消化器内視鏡医と密に連携し情報を共有していくことが重要であると同時に, 現在の VS を用いた病型分類と深達度を含めた手術適応を洗練していく必要性がある.

　また, TOS の基本的なコンセプトはその技術が開発されたころと比べて大きな違いはない[1)6)9)]. 10 年前と比べて大きく変わったのは周辺機器の発展に尽きる. しかし, その発展に対する気づきも我々は鈍くなりがちである.

　10 年前は早期咽喉頭癌の診断と TOS の黎明期であった. 今後は新しい内視鏡や周辺機器を貪欲に取り入れていくことが重要であり, 本領域が成長期を迎えるには頭頸部表在癌を取扱う我々が引き続き微力を尽くしていくことが重要である.

参考文献

1) Shiotani A, Tomifuji M, Araki K, et al：Videolaryngoscopic transoral en bloc resection of supraglottic and hypopharyngeal cancers using laparoscopic surgical instruments. Ann Otol Rhinol Laryngol, **119**：225-232, 2010.

2) Tomifuji M, Araki K, Shiotani A, et al：Transoral Videolaryngoscopic surgery for oropharyngeal, hypopharyngeal, and supraglottic cancer. Eur Arch Otorhinolaryngol, **271**：589-597, 2014.

3) 塩谷彰浩：経口的喉頭・下咽頭部分切除術. 耳鼻臨床, **101**：68-69, 2008.

4) 冨藤雅之, 荒木幸仁, 宇野光祐ほか：下咽頭癌に対する Transoral Videolaryngoscopic Surgery（TOVS）の適応と限界. 口咽科, **31**：45-50, 2018.

5) 冨藤雅之, 塩谷彰浩：Transoral Videolaryngo-

scopic Surgery（TOVS）. 喉頭, **30**：73-78, 2018.

Summary TOVS は低侵襲治療ではあるが, 手術適応を理解し, 術後の嚥下機能予後も考慮する必要がある.

6）佐藤靖夫, 大森　泰, 田川崇正：下咽頭表在癌の手術　治療—内視鏡的咽喉頭手術（ELPS）の経験. 日耳鼻, **109**：581-586, 2006.

7）Tateya I, Muto M, Morita S, et al：Endoscopic laryngo-pharyngeal surgery for superficial laryngo-pharyngeal cancer. Surgical Endoscopy, **30**(1)：323-329, 2016.

Summary ELPS は消化器内視鏡治療と頭頸部外科手技を融合させた低侵襲治療であり, 術後の嚥下, 発声機能を維持できる.

8）森　照茂, 大内陽平, 高橋幸稔ほか：耳鼻咽喉科・頭頸部外科医のみで行う ELPS 手技. 頭頸部外科, **27**(1)：135-139, 2017.

9）森　照茂：経口的手術の手引き：頭頸部癌, **43**(4)：419-424, 2017.

10）Okami K, Ebisumoto K, Sakai A, et al：Transoral en bloc resection of superficial laryngeal and pharyngeal cancers. Head Neck, **35**(8)：1162-1167, 2013.

11）森　照茂：新型耳鼻咽喉ビデオスコープで診るがん診断の最先端. 日耳鼻, **122**：1386-1391, 2019.

Summary 早期咽喉頭癌は非常に微細であり見落とす可能性があるので, より精度の高い VS を用いた検査が必要である.

12）日本頭頸部癌学会：頭頸部表在癌取扱い指針 Ver. 1, http://www.jshnc.umin.ne.jp/pdf/toriatsukaishishin.pdf, 参照（2018-01-22）.

13）石原　立, 飯石浩康：表在食道癌の拡大内視鏡診断～日本食道学会分類に則った血管構造の読み方～. Gastroenterological Endoscopy, **56**(11)：3818-3826, 2014.

14）福原隆宏, 藤井太平, 藤原和典ほか：低侵襲経口法手術での i-scan 併用高解像度鼻咽腔スコープを利用した癌切除範囲の明確化. 日気食会報, **64**(6)：375-382, 2013.

15）大上研二：頭頸部癌の検査・診断　内視鏡診断. 日本臨床, **75**(2)：241-245, 2017.

MB ENT, 245：82-89, 2020

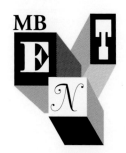

◆特集・私の新しい耳鼻咽喉科診療スタンダード―10〜20年前とどう変わったか―

IgG4 関連疾患の診断と治療の進歩

山本圭佑*

Abstract　かつてミクリッツ病やキュットナー腫瘍と呼ばれていた涙腺・唾液腺疾患が IgG4 関連涙腺・唾液腺炎(IgG4-DS)であることが明らかになってきた．IgG4 関連疾患(IgG4-RD)は高 IgG4 血症と腫大した罹患臓器への IgG4 陽性形質細胞浸潤と線維化を特徴とする全身性の炎症性疾患である．歴史的にシェーグレン症候群と混同されてきたが，独立した疾患概念であることが 2004 年に本邦より提唱され，約 16 年が経過した．現在では「IgG4 関連ミクリッツ病診断基準」(日本シェーグレン症候群研究会，2008 年)，「IgG4 関連疾患包括診断基準の診断項目」(厚生労働省研究班，2011 年)の 2 つの診断基準を適応して診断を行う．その診断では類似疾患と悪性疾患の鑑別が重要である．IgG4-DS では約 6 割に多臓器病変を合併し，自己免疫性膵炎，後腹膜線維症，IgG4 関連腎臓病，呼吸器病変などが知られる．診断，合併症評価，治療に際しては，耳鼻咽喉科だけではなく関連する診療科との密な連携が重要である．

Key words　IgG4 関連疾患(IgG4-related disease：IgG4-RD)，IgG4 関連涙腺・唾液腺炎(IgG4-related dacryoadenitis and sialadenitis：IgG4-DS)，ミクリッツ病(Mikulicz disease)，キュットナー腫瘍(Küttner tumor)，シェーグレン症候群(Sjögren's syndrome)，診断基準(diagnostic criteria)

IgG4 関連疾患とは？

　IgG4 関連疾患(IgG4-RD)は 2000 年代に入って本邦より提唱された新しい疾患概念で，高 IgG4 血症と腫大した罹患臓器への著明な IgG4 陽性形質細胞浸潤と線維化を特徴とする全身性の慢性炎症性疾患である[1]．その好発部位は涙腺・唾液腺と膵・胆管であり，IgG4 関連涙腺・唾液腺炎(IgG4-DS，いわゆるミクリッツ病)と自己免疫性膵炎が代表的な IgG4-RD である．自己免疫性膵炎は Hamano らが 2001 年に血清 IgG4 高値であることを報告し，その病態を明らかにした[2]．一方，IgG4-DS は長らくシェーグレン症候群の一亜型とされてきたが，Yamamoto らにより代表的 IgG4-RD として位置づけられた[3]．ここでは IgG4-RD の疾患概念の変遷とともに，その診断と治療の進歩について述べたい．

概念形成の変遷

　IgG4-RD における疾患概念の形成の変遷を示す[4](図 1)．IgG4-DS は 1888 年ポーランドの外科医である Johann von Mikulicz-Radecki が無痛性，両側性，対称性，持続性の涙腺，耳下腺，顎下腺腫脹を呈した症例報告から始まる[5](図 2)．1927 年 Schaffer らは白血病，悪性リンパ腫，サルコイドーシス，結核，梅毒などの基礎疾患があって生じる涙腺・唾液腺腫脹をミクリッツ症候群，原因不明なものをミクリッツ病とした[6]．1933 年スウェーデンの眼科医である Sjögren はドライアイに関節炎を合併する患者の一群 19 例を報告し，うち 2 例で唾液腺腫脹を認めたことを報告した[7]．当初この論文は世間に受け入れられなかったもの

＊ Yamamoto Keisuke, 〒 060-8556 北海道札幌市中央区南 1 条西 16　札幌医科大学耳鼻咽喉科学教室，助教

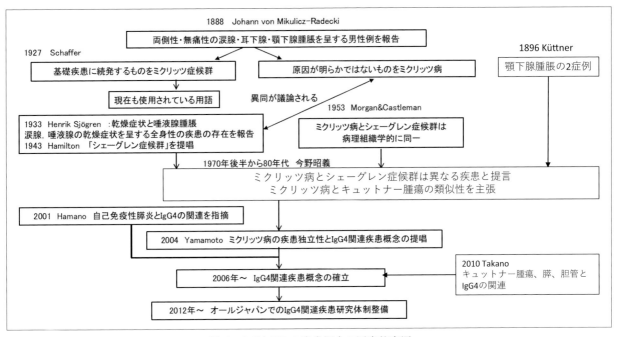

図 1. IgG4-RD の疾患概念の歴史的変遷
（文献 4 より一部改変）

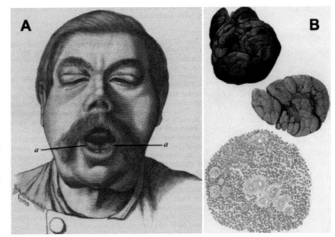

図 2.
Johann von Mikulicz-Radecki が報告した
ミクリッツ病症例
　A：顔貌．両側上眼瞼，耳下部，顎下部
　　の腫脹を認める
　B：剖検で摘出された唾液腺標本．導管
　　周囲に著明な炎症細胞浸潤を認める
（文献 5 より一部改変）

の，1943 年 Hamilton が英訳し，以後シェーグレン症候群が世に広まっていった．しかし，1953 年 Morgan と Castleman はミクリッツ病と診断された患者の病理標本の検討から，ミクリッツ病とシェーグレン症候群は同一疾患で，シェーグレン症候群の一亜型であると報告した．この発表を機にミクリッツ病はシェーグレン症候群に包含され，ミクリッツ病の疾患概念形成は大きく滞った．しかし，元千葉大教授の今野らは 1970 年代後半〜80 年代にかけてシェーグレン症候群とミクリッツ病の臨床的解析を行い，ミクリッツ病が独

自の疾患であることを示した[8]．2004 年以降，Yamamoto らはこれまでシェーグレン症候群と診断されていた症例の中から高 IgG4 血症や顎下腺組織における著明な IgG4 形質細胞浸潤を見出した[3]．これは 2000 年に Hamano らが報告した自己免疫性膵炎における高 IgG4 血症，線維化に類似しており[2]，これらの合併する 1 例からミクリッツ病と自己免疫性膵炎の病態が同様のものと考えられるに至った[9]．以降，ミクリッツ病は IgG4-DS/RD としてシェーグレン症候群から切り離され，独立した疾患概念が形成されていった．

表 1. IgG4-DS とシェーグレン症候群の臨床像の相違

	IgG4-DS	シェーグレン症候群
発症好発年齢	50〜60 歳台	40〜50 歳台
性差	性差はほぼない	女性に多い(1:20)
腺腫脹	持続性	反復性, 自然消退
乾燥性角結膜炎	なし, または軽度	あり
唾液腺分泌障害	なし, または軽度	あり
ステロイド反応性	良好	不変
嗅覚障害	あり(11〜45%)	なし
血清 IgG	高値	高値
抗核抗体	陰性例が多い	陽性例が多い
抗 SS-A/抗 SS-B 抗体	ほとんど陰性	陽性例(70%/30%)
血清 IgG4	高値	基準値内〜軽度上昇
組織:IgG4 陽性形質細胞浸潤	認める	みられない

(文献 11 より一部改変)

一方, キュットナー腫瘍は慢性硬化性唾液腺炎 (顎下腺炎)で, 1896 年 Küttner が顎下腺腫脹をきたす 2 症例を報告したことに始まる. キュットナー腫瘍は硬く腫脹するため悪性腫瘍との鑑別を要し, 唾石の合併により単純な唾石症や慢性顎下腺炎と誤診されることもあった. 2010 年に Takano らはミクリッツ病とキュットナー腫瘍症例を臨床病理学的に検討し, IgG4 陽性形質細胞浸潤を認めることを報告した[10]. さらに, これらの中に顎下腺だけでなく, 膵, 胆管, 涙腺に硬化性病変を有することも示した. 以後, キュットナー腫瘍は IgG4-RD の 1 つとして認識されるようになっていく.

シェーグレン症候群との差異

IgG4-DS はシェーグレン症候群と同様に涙腺・唾液腺腫脹を呈することから, 歴史的に類似疾患と考えられてきた. ここでは両者の臨床的な相違点について改めて確認したい[11](表 1). シェーグレン症候群は涙腺や唾液腺にリンパ球が浸潤し, 腺組織の破壊と機能障害をきたす自己免疫性疾患である. その腺腫脹は対称性に反復性または自然消退し, これに伴う口腔, 眼乾燥症状は著明に強度である. 腺破壊は不可逆的であるため, 腺分泌能の回復は期待できない. したがって, 腺分泌能の回復を目的としたステロイド投与は行わず, 行っても改善はみられない. 好発年齢は 40〜50 歳台で, 女性に多い. 一方, IgG4-DS の涙腺・唾液腺腫脹は持続性(診断基準:3 ヶ月以上), 対称性で

ある. 乾燥性角結膜炎や唾液腺分泌能の低下は認めないか, 認めても軽度の低下にとどまることが多い. しかし, これらの腺分泌能の低下はシェーグレン症候群と異なり, ステロイド治療に非常に良好に反応する. 性差に関してはほぼ等しいとされ, 60 歳台が最も多く, 次いで 70 歳台, 50 歳台の順となるが, 20 歳台での発症も認められる[12]. つまり, 高齢者に多い疾患であるが, 若年発症群の存在も留意しなければならない. 頭頸部領域の他の症状では鼻領域で慢性副鼻腔炎像, 腫瘤形成, 粘膜炎などの発症形式が報告されているが, 嗅覚障害の合併は健常人よりも多いとされる[13][14]. 血清学的に血清 IgG 高値はシェーグレン症候群と IgG4-DS の両者にみられるが, 高 IgG4 血症は IgG4-DS にのみ認められる(診断基準:135 mg/dl 以上). シェーグレン症候群で特徴的は抗 SS-A 抗体, 抗 SS-B 抗体は IgG4-DS のほとんどで陰性であり, 抗核抗体も陰性例が多い. 組織学的には腺組織への IgG4 陽性形質細胞浸潤が IgG4-DS の本態であるが, シェーグレン症候群ではみられない.

診 断

疾患概念の確立に伴い, 現在では 2 つの診断ガイドラインが用いられている(表 2). 2008 年に IgG4-DS における臓器別診断基準として「IgG4 関連ミクリッツ病診断基準」(日本シェーグレン症候群研究会)[15], 2011 年に全身疾患としての IgG4 関連疾患の包括診断基準として「IgG4 関連疾患包括

表 2. 診断基準

A. IgG4 関連ミクリッツ病の診断基準(日本シェーグレン症候群学会，2008 年)

1. 涙腺，耳下腺，顎下腺の持続性(3 ヶ月以上)，対称性に 2 ペア以上の腫脹を認める.
2. 血清学的に高 IgG4 血症(135 mg/dl)を認める.
3. 涙腺，唾液腺組織に著明な IgG4 陽性形質細胞浸潤(強拡大 5 視野で IgG4 陽性/IgG 陽性細胞が 50％以上)を認める.

上記項目 1 および 2 または 3 を満たすものを IgG4 関連ミクリッツ病と診断する. しかし，サルコイドーシスやキャッスルマン病，ウェゲナー肉芽腫症，リンパ腫，癌を除外する必要がある.

B. IgG4 関連疾患包括診断基準の診断項目(厚生労働省研究班，2011 年)

(1) 臨床所見：単一または複数臓器に，びまん性あるいは限局性腫大，腫瘤，結節，肥厚性病変を認めること.
(2) 血液所見
    高 IgG4 血症(135 mg/dl 以上)を認めること.
(3) 病理学的所見
    a. 著明なリンパ球，形質細胞の浸潤と線維化.
    b. IgG4/IgG 陽性細胞比 40％以上かつ IgG4 陽性形質細胞が 10/HPF を超えること.

上記のうち，(1)＋(2)＋(3)を満たすものを確定診断群(definite)，(1)＋(3)を満たすものを準確診群(probable)，(1)＋(2)のみを満たすものを疑診群(possible)とする.

ただし，可能な限り組織診断を加えて，各臓器の悪性腫瘍(癌，悪性リンパ腫など)や類似疾患(シェーグレン症候群，原発性硬化性胆管炎，キャッスルマン病，二次性後腹膜線維化，多発血管炎性肉芽腫症，サルコイドーシス，チャーグ・ストラウス症候群など)と鑑別することが重要である.

(文献 15，16 より)

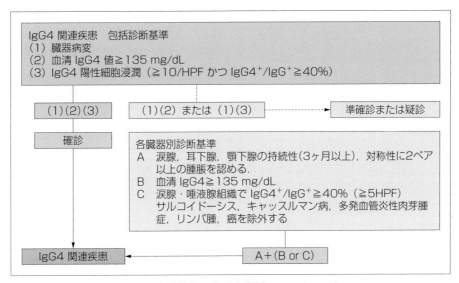

図 3. 診断基準に基づく診断フローチャート
(文献 17 より引用)

診断基準の診断項目」(厚生労働省研究班)[16]が公開された. どちらの診断基準を用いても構わないが，2011 年の包括診断基準は当該臓器専門外の医師でも臨床的に IgG4-RD を診断できることを目標としているため，あくまでミニマムコンセンサスである. したがって，現在では臓器別診断基準と併用したフローチャートが示されている[17](図3). 臓器別診断基準も腺腫脹と血清学的所見が揃えば，組織生検を行わずとも診断が可能である.

しかし，悪性の除外という観点からは問題となるため，現在改訂作業が進められている. 一方，米国ではハーバード大学リウマチ科教授の Dr. John H. Stone らが中心となり IgG4-RD の分類に取り組んでおり，罹患臓器・exclusion criteria・inclusion criteria を設定して実際の症例を収集し，診断基準作成を進めている.

いずれの診断基準も理学所見，血清学的所見，病理組織学的所見から構成される. 理学所見では

表 3. IgG4-DS の鑑別診断

除外すべき疾患	
悪性腫瘍	癌, 悪性リンパ腫
類似疾患	シェーグレン症候群, 多中心性キャッスルマン病, ANCA 関連血管炎, サルコイドーシス

血清 IgG4 高値となり得る非 IG4 関連疾患
シェーグレン症候群, 多中心性キャッスルマン病, ベーチェット病, 気管支喘息, ANCA 関連血管炎, 癌, 健常者

組織中に IgG4 陽性細胞が増加し得る非 IgG4 関連疾患	
炎症性疾患	ANCA 関連血管炎, 慢性副鼻腔炎, 乳突洞炎, EB ウイルス関連リンパ増殖性疾患, 組織球増殖性疾患
リンパ腫	粘膜関連リンパ組織型節外性辺縁帯リンパ腫(MALT リンパ腫, 濾胞リンパ腫, 血管免疫芽球性 T 細胞リンパ腫など)
悪性疾患	悪性腫瘍組織および領域リンパ節への IgG4 陽性形質細胞浸潤が認められることがある

(文献 1 より改変)

「IgG4 関連ミクリッツ病診断基準」において涙腺, 耳下腺, 顎下腺の持続性(3 ヶ月以上), 対称性に 2 ペア以上の腫脹を必須としている. 血清学的所見では血清 IgG4 高値(135 mg/d*l* 以上)はほぼ必発である. 限局性の病変や初期の症例ではこれを満たさない場合もあるが, その際は血清 IgG4/IgG 値比>8% で代用可能である. 注意は IgG4 高値だからといって IgG4-RD と即断できない点である. IgG4 高値は他の疾患(キャッスルマン病, 喘息, アトピー性皮膚炎, 悪性リンパ腫など)でも認められることがあり, 本疾患に特異的な所見ではない[18]. 病理組織学的所見は診断だけでなく, 悪性の除外からも重要である. 長期間フォローされた患者群の検討から, IgG4-RD の診断 1 年未満での悪性腫瘍の標準化罹患比は有意に高いとされている[19]. 特徴的な病理組織所見として花莚様線維化(storiform fibrosis)あるいは渦巻き様線維化(swirling fibrosis), 閉塞性静脈炎(obliterative phlebitis)が挙げられ, これらは IgG4 陽性形質細胞浸潤よりもむしろ主要所見である. また, 悪性リンパ腫の除外のため, 顎下腺組織を用いて重鎖遺伝子再構成がないことを補助的に確認してもよい.

生検部位は腫脹した罹患臓器が推奨され, 具体的には高頻度に標的となる顎下腺生検を行うことが多い. 方法は全摘, 開放生検, コア針生検を選択しうる. 穿刺吸引細胞診は上皮悪性腫瘍の鑑別には簡便で有用であるが, 確定診断には不向きである. 小唾液腺生検は特異的な組織所見が得られるのは 6 割であり[20], 悪性疾患の除外が困難である.

診断基準には含まれないが画像検査に触れておく. CT 検査で涙腺, 耳下腺, 顎下腺などの罹患臓器の腫大が確認される. PET-CT 検査に保険適用はないものの, 活動性の高い病変の検出[21], 潜在する悪性腫瘍のスクリーニング, あるいは生検部位の選定(SUVmax 値が高い側を選択)[1]などからその有用性は大きい.

鑑別疾患と頭頸部 IgG4-RD の症状

鑑別診断の一覧を表に示す[1](表3). 上述のように癌, 悪性リンパ腫を含む悪性疾患の除外は極めて重要である. 特に, 悪性リンパ腫は診断基準を満たすことがあり, ステロイドが効果を認めることがあるため注意が必要である. シェーグレン症候群は歴史的にも類似疾患として確認される. また, 多中心性キャッスルマン病, ANCA 関連血管炎, サルコイドーシスも認知しておく必要がある.

また, IgG4-RD の概念形成に伴い, 過去には各々独立して存在した耳鼻咽喉科領域の疾患あるいは原因不明の症状が IgG4-RD に包含されるようになってきた. 通常の慢性副鼻腔炎や鼻茸でも組織中に IgG4 陽性細胞浸潤はみられるものの, IgG4-RD の鼻副鼻腔病変として嗅覚障害, 痂皮付着, 易出血, 腫瘤形成などの症例の報告がある[20)22]. また, IgG4-RD では眼窩下神経の腫脹が認められる症例がある[23]. リーデル甲状腺炎(IgG4 関連甲状腺炎)は甲状腺の高度な線維化による腫脹とこれに伴う嚥下障害などが特徴で歴史的には橋本病や亜急性甲状腺との異同が議論されてきた. しかし, 甲状腺実質に IgG4-RD の病理学的特徴を認め, IgG4-RD における腺外病変の 1

つであると考えられるようになった[24].

多臓器疾患の合併

IgG4-RD は全身性疾患であることから，涙腺・唾液腺以外の複数の臓器に病変が発症する．腺外病変の頻度は約 6 割であり，涙腺・唾液腺炎以外の罹患臓器数の割合では，1 臓器罹患者が 30%，2 臓器罹患者が 17% であった[25]．代表的な臓器病変として自己免疫性膵炎，後腹膜線維症，IgG4 関連腎臓病，呼吸器病変(気管支壁肥厚，間質性肺炎，器質化肺炎，肺門部・縦隔リンパ節腫脹)などが挙げられる(表 4)．したがって，IgG4-DS を診断した際には内科医との密な連携が必要とされる．

治　療

当院における治療フローチャートを示す[12](図4)．IgG4-RD の治療の第一選択はステロイドである．単一臓器病変で無症候の場合，慎重な経過観察を行い，症状・症候を認めればプレドニゾロン換算 0.6 mg/kg/日から開始する．病悩期間が長引くと，残存腺房細胞の線維化が進み，ステロイド投与による唾液分泌の改善が期待できないため[26]，唾液分泌量が低下し口腔乾燥を訴える症例では積極的な治療介入が望ましい．複数臓器に病変を認める場合はプレドニゾロン換算 0.8〜1.0 mg/kg/日と初期量を増量して投与する．ステロイドの初期量が少ないことは再燃因子となり得る[27]．初期量は 4 週間継続した後，2 週間ごとに 10% ずつの減量を行う．20% 程度とされる高い再燃率を考慮しながら 5〜10 mg/日程度の維持療法

表 4. IgG4-DS における腺外病変

腺外病変	頻度
膵臓(自己免疫性膵炎)	22%
後腹膜腔(→水腎症)	17%(→4%)
腎(IgG4 関連腎臓病)	16%
肺	15%
大動脈	10%
前立腺	7%
甲状腺	4%
その他(下垂体，胆管，気管・気管支，リンパ節)	

(文献 25 より)

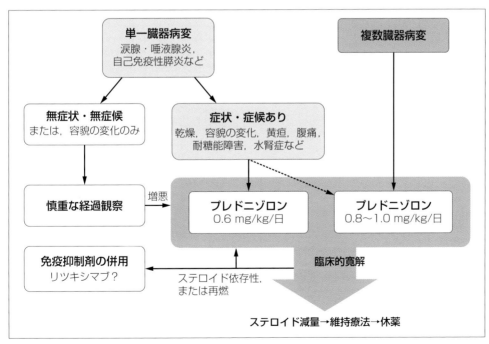

図 4. IgG4-RD の治療指針(札幌医科大学)
(文献 12 より引用)

を行い，1年以上継続した後に休薬に向けて減量を行う．実際には薬剤休薬率は5.7%とされ[12]，維持療法が不可欠である．ステロイド投与後，腺腫脹は速やかに軽快するため，治療開始後4週目頃に画像検査による治療評価を行う．この時点で治療効果が不良な症例は鑑別疾患の除外が必要であり，病理組織を含めた再評価を検討する．ステロイド治療抵抗例や再燃例に対する二次治療の方針は確立されていない．欧米ではリツキシマブなどの免疫抑制薬の効果が報告されているが，本邦では保険適用がない．

フォローにおいては再燃に際して多くの症例では血清IgG4値が上昇を示すものの，上昇を示さない症例，診断基準のカットオフ値である135 mg/dl未満の症例が存在する[28]．また，血清IgG4値は季節性アレルギーの要因も反映される可能性があり，再燃がないのに大きく変動する症例がある[29]．したがって，血清IgG4値のモニタリングには問題点があることに留意しなければならない．

おわりに

IgG4-DS/RDの歴史的経緯を踏まえた疾患概念の形成とその診断，治療について示した．現在，IgG4-DSはIgG4-RDという全身疾患の中の1つの病態として診断基準が確立している．これによって，これまで診断し得ていなかった病態に対して適切に治療に繋げることができるようになった．しかし，治療に関してはステロイド維持内服や高い再燃率，また病態解明など，解決すべき問題点も多い．これらの問題点の解決に向けてIgG4-DSを的確に診断していくことは，耳鼻咽喉科医の重要な責務であると思われる．

文　献

1) Takano K, Yamamoto M, Takahashi H, et al：Recent advances in knowledge regarding the head and neck manifestations of IgG4-related disease. Auris Nasus Larynx, **44**：7-17, 2017.
Summary　耳鼻咽喉科・頭頸部領域におけるIgG4関連疾患に関する総説で，歴史，診断，治療病態と幅広い観点からまとめている．

2) Hamano H, Kawa S, Horiuchi A, et al：High serum IgG4 concentrations in patients with sclerosing pancreatitis. N Engl J Med, **344**：732-738, 2001.

3) Yamamoto M, Ohara M, Suzuki C, et al：Elevated IgG4 concentrations in serum of patients with Mikulicz's disease. Scand J Rheumatol, **33**：432-433, 2004.

4) 氷見徹夫，高野賢一，野村一顕ほか：耳鼻咽喉科領域のIgG4関連疾患．日耳鼻，**117**：1438-1447, 2014.

5) Ihrler S, Harrison JD：Mikulicz's disease and Mikulicz's syndrome：analysis of the original case report of 1892 in the light of current knowledge identifies a MALT lymphoma. Oral Surg Oral Med Oral Pathol Oral Radiol Endod, **100**：334-339, 2005.

6) Schaffer AJ, Jacobsen AW：Mikulicz's syndrome：a report of ten cases. Am J Dis Child, **34**：327-346, 1927.

7) Sjögren H：Zur Kenntnis der Keratoconjunctivitis Sicca（Keratitis filiformis bei Hypofunktion der Tränendrüsen）. Acta Ophthalmologica, Copenhagen, Suppl, **11**：1-151, 1933.

8) 今野昭義，伊藤永子，岡本美孝：Sjoegren症候群，Mikulicz病およびその周辺疾患をめぐる問題点．唾液腺シンポジウム，**25**：1-33, 1984.

9) 山本元久，小原美琴子，鈴木知佐子ほか：ステロイド療法により耐糖能障害の改善を認めた自己免疫性膵炎合併Mikulicz病の1例．日臨免誌，**28**：349-356, 2005.

10) Takano K, Yamamoto M, Takahashi H, et al：Clinicopathologic similarities between Mikulicz disease and Küttner tumor. Am J Otolaryngol, **31**：429-434, 2010.

11) 山本元久，鈴木知佐子，苗代康可ほか：ミクリッツ病における疾患独立性の意義—Revival of interests in Mikulicz's disease—．日臨免疫会誌，**29**：1-7, 2006.

12) 山本元久，高橋裕樹，篠村恭久ほか：IgG4関連疾患：SMARTデータベースから日常診療へ．口腔・咽頭科，**28**：7-14, 2015.

13) Takano K, Yamamoto M, Kondo A, et al：A clinical study of olfactory dysfunction in patients with Mikulicz's disease. Auris Nasus Larynx, **38**：347-351, 2011.

14) Takano K, Abe A, Yajima R, et al：Clinical evaluation of sinonasal lesions in patients with immunoglobulin G4-related disease. Ann Otol Rhinol Laryngol, **124**：965-971, 2015.

15) 高橋裕樹，鈴木知佐子，山本元久：IgG4 関連疾患．日本シェーグレン症候群研究会（編）：172-184，シェーグレン症候群の診断と治療マニュアル．診断と治療社，2009.

16) Umehara H, Okazaki K, Masaki Y, et al：Comprehensive diagnostic criteria for IgG4-related disease（IgG4-RD），2011. Mod Rheumatol, **22**：21-30, 2012.

17) 高野賢一：IgG4 関連疾患．大森孝一ほか（編）：585-588，今日の耳鼻咽喉科・頭頸部外科治療指針 第 4 版．医学書院, 2018.

18) Su Y, Sun W, Wang C, et al：Detection of serum IgG4 levels in patients with IgG4-related disease and other disorders. PLoS One, 10：cO124233, 2015.
   Summary　多数のサンプルを解析し．悪性疾患では 2%，他の自己免疫性疾患では 6% に高 IgG4 血症が認められたと報告している．

19) Asano J, Watanabe T, Oguchi T, et al：Association between immunoglobulin G4-related disease and malignancy within 12 years after diagnosis：an analysis after longterm followup. J Rheumatol, **42**：2135-2142, 2015.

20) Takano K, Nomura K, Abe A, et al：Clinicopathological analysis of salivary gland tissue from patients with IgG4-related disease. Acta Otolaryngol, **136**：717-721, 2016.
   Summary　IgG4 関連疾患の診断に際して顎下腺と口唇腺の同時生検を行い，その診断精度を比較検討している．口唇腺では約 4 割に基準を満たす IgG4 陽性細胞浸潤が認められず，線維化所見も 7 割以上に認められなかった．

21) Nakatsukasa Y, Handa T, Nakamoto Y, et al：Total lesion glycolysis as an IgG4-related disease activity marker. Mod Rheumatol, **25**：579-584, 2015.

22) Takano K, Yamamoto M, Kondo A, et al：A case of reversible hyposmia associated with Mikulicz's disease. Otolaryngol Head Neck Surg, **141**：430-431, 2009.

23) Takano K, Yajima R, Seki N, et al：A study of infraorbital nerve swelling associated with immunoglobulin G4 Mikulicz's disease. Mod Rheumatol, **24**：798-801, 2014

24) Kakudo K, Li Y, Taniguchi E, et al：IgG4-related disease of the thyroid glands. Endocrine J, **59**：273-281, 2012.

25) 山本元久，高橋裕樹：IgG4 関連涙腺・唾液腺炎（ミクリッツ病）の診療とトピックス．臨床リウマチ，**29**：147-154, 2017.

26) Shimizu Y, Yamamoto M, Naishiro Y, et al：Necessity of early intervention for IgG4-related disease-delayed treatment induces fibrosis progression. Rheumatology（Oxford），**52**：679-683, 2013.

27) Yamamoto M, Nojima M, Takahashi H, et al：Identification of relapse predictors in IgG4-related disease using multivariate analysis of clinical data at the first visit and initial treatment. Rheumatology（Oxford），**54**：45-49, 2015.

28) Yamamoto M, Takahashi H, Yajima H, et al：Can only the monitoring serum levels of IgG4 prevent the relapse in IgG4-RD? 2nd International Symposium on IgG4：related disease. Honolulu, USA, 2014.

29) Yamamoto M, Takahashi H, Shimizu Y, et al：Seasonal allergies and serial changes of serum IgG4 in cases treated with maintenance therapy for IgG4-related disease. Mod Rheumatol, **26**：161-162, 2016.

FAXによる注文・住所変更届け

改定：2015年1月

毎度ご購読いただきましてありがとうございます.

読者の皆様方に小社の本をより確実にお届けさせていただくために，FAXでのご注文・住所変更届けを受けつけております．この機会に是非ご利用ください.

◇ご利用方法

FAX専用注文書・住所変更届けは，そのまま切り離してFAX用紙としてご利用ください．また，注文の場合手続き終了後，ご購入商品と郵便振替用紙を同封してお送りいたします．**代金が5,000円をこえる場合，代金引換便とさせて頂きます.** その他，申し込み・変更届けの方法は電話，郵便はがきも同様です.

◇代金引換について

本の代金が5,000円をこえる場合，代金引換とさせて頂きます．配達員が商品をお届けした際に，現金またはクレジットカード・デビットカードにて代金を配達員にお支払い下さい(本の代金＋消費税＋送料)．(※年間定期購読と同時に5,000円をこえるご注文を頂いた場合は代金引換とはなりません．郵便振替用紙を同封して発送いたします．代金後払いという形になります．送料は定期購読を含むご注文の場合は頂きません)

◇年間定期購読のお申し込みについて

年間定期購読は，1年分を前金で頂いておりますため，代金引換とはなりません．郵便振替用紙を本と同封または別送いたします．送料無料，また何月号からでもお申込み頂けます.

毎年末，次年度定期購読のご案内をお送りいたしますので，定期購読更新のお手間が非常に少なく済みます.

◇住所変更届けについて

年間購読をお申し込みされております方は，その期間中お届け先が変更します際，必ずご連絡下さいますようよろしくお願い致します.

◇取消，変更について

取消，変更につきましては，お早めにFAX，お電話でお知らせ下さい.

返品は，原則として受けつけておりませんが，返品の場合の郵送料はお客様負担とさせていただきます．その際は必ず小社へご連絡ください.

◇ご送本について

ご送本につきましては，ご注文がありましてから約1週間前後とみていただきたいと思います．お急ぎの方は，ご注文の際にその旨をご記入ください．至急送らせていただきます．2～3日でお手元に届くように手配いたします.

◇個人情報の利用目的

お客様から収集させていただいた個人情報，ご注文情報は本サービスを提供する目的(本の発送，ご注文内容の確認，問い合わせに対しての回答等)以外には利用することはございません.

その他，ご不明な点は小社までご連絡ください.

株式会社 全日本病院出版会　〒113-0033 東京都文京区本郷 3-16-4-7 F　電話 03(5689)5989　FAX03(5689)8030　郵便振替口座 00160-9-58753

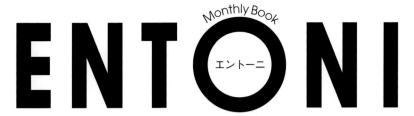

ENTONI
エントーニ

FAX 専用注文書

「Monthly Book ENTONI」誌のご注文の際は，このFAX専用注文書もご利用頂けます．また電話でのお申し込みも受け付けております．
毎月確実に入手したい方には年間購読申し込みをお勧めいたします．また各号1冊からの注文もできますので，お気軽にお問い合わせください．

> バックナンバー合計
> 5,000円以上のご注文
> は代金引換発送

―お問い合わせ先―
㈱全日本病院出版会 営業部
電話 03(5689)5989　　FAX 03(5689)8030

□年間定期購読申し込み　No.　　から

□バックナンバー申し込み

No.	-	冊	No.	-	冊	No.	-	冊	No.	-	冊
No.	-	冊	No.	-	冊	No.	-	冊	No.	-	冊
No.	-	冊	No.	-	冊	No.	-	冊	No.	-	冊
No.	-	冊	No.	-	冊	No.	-	冊	No.	-	冊

□他誌ご注文

	冊		冊

お名前	フリガナ		診療科
		印	

ご送付先

〒　　-

□自宅　　□お勤め先

電話番号　　　　　　　　　　　　　　　　　　　　□自宅
　　　　　　　　　　　　　　　　　　　　　　　　□お勤め先

FAX 03-5689-8030 全日本病院出版会行

年　　月　　日

住 所 変 更 届 け

お 名 前	フリガナ	
お客様番号		毎回お送りしています封筒のお名前の右上に印字されております8ケタの番号をご記入下さい。
新お届け先	〒　　　　　　都 道 　　　　　　府 県	
新電話番号	（　　　　　）	
変更日付	年　　月　　日より	月号より
旧お届け先	〒	

※ 年間購読を注文されております雑誌・書籍名に✓を付けて下さい。

- ☐ Monthly Book Orthopaedics （月刊誌）
- ☐ Monthly Book Derma. （月刊誌）
- ☐ 整形外科最小侵襲手術ジャーナル （季刊誌）
- ☐ Monthly Book Medical Rehabilitation （月刊誌）
- ☐ Monthly Book ENTONI （月刊誌）
- ☐ PEPARS （月刊誌）
- ☐ Monthly Book OCULISTA （月刊誌）

FAX 03-5689-8030

全日本病院出版会行

Monthly Book ENTONI バックナンバー

通常号⇒2,500 円＋税

※No.198 以前発行のバックナンバー，各目次等
　の詳しい内容は HP（www.zenniti.com）をご
　覧下さい.

次号予告

頭頸部癌免疫療法の最前線

No.246（2020 年 6 月号）

Monthly Book ENTONI No.245

2020 年 5 月 15 日発行（毎月 1 回 15 日発行）
定価は表紙に表示してあります．
Printed in Japan

発行者　末　定　広　光
発行所　株式会社　全日本病院出版会
〒 113-0033 東京都文京区本郷 3 丁目 16 番 4 号 7 階
電話（03）5689-5989　Fax（03）5689-8030
郵便振替口座 00160-9-58753

© ZEN・NIHONBYOIN・SHUPPANKAI, 2020

印刷・製本　三報社印刷株式会社　電話（03）3637-0005
広告取扱店　㈱日本医学広告社　電話（03）5226-2791